现场聆听
LISTEN LIVE

席雪

坐月子与新生儿护理公开课

席雪◎著

U0225699

中国妇女出版社

图书在版编目（CIP）数据

席雪坐月子与新生儿护理公开课 / 席雪著. —北京：
中国妇女出版社，2015.1

ISBN 978 - 7 - 5127 - 0955 - 3

Ⅰ.①席…　Ⅱ.①席…　Ⅲ.①产褥期－护理－基本知
识②新生儿－护理－基本知识　Ⅳ.①R714.6②R174

中国版本图书馆CIP数据核字（2014）第250121号

席雪坐月子与新生儿护理公开课

作　　者：席　雪　著
责任编辑：魏　可
责任印制：王卫东
出版发行：中国妇女出版社
地　　址：北京东城区史家胡同甲24号　　　邮政编码：100010
电　　话：（010）65133160（发行部）　　65133161（邮购）
网　　址：www.womenbooks.com.cn
经　　销：各地新华书店
印　　刷：中国电影出版社印刷厂
开　　本：185×235　1/12
印　　张：13.5
字　　数：150千字
版　　次：2015年1月第1版
印　　次：2015年1月第1次
书　　号：ISBN 978 - 7 - 5127 - 0955 - 3
定　　价：39.80元

Cont nts

目 录

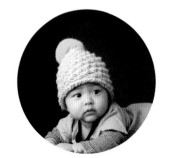

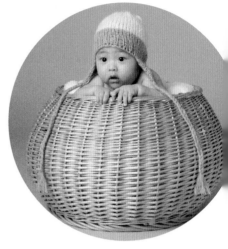
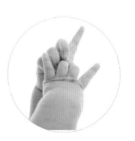
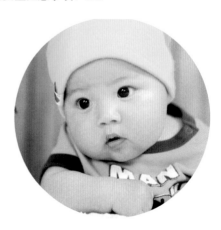

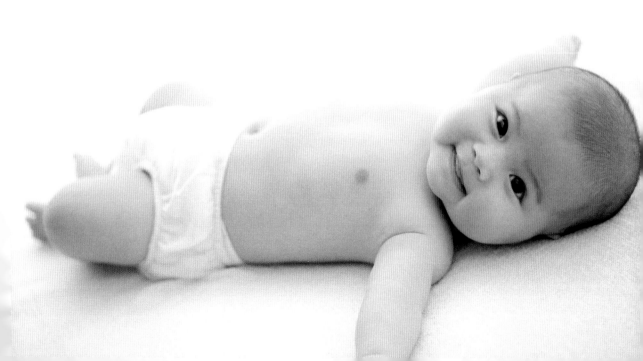

第 8 课 _{Eight} section

宝宝睡眠问题

第 9 课 _{Nine} section

婴儿用品准备

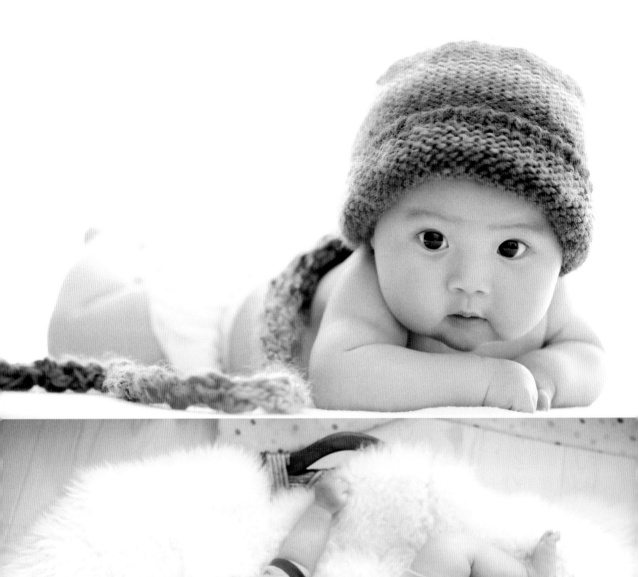
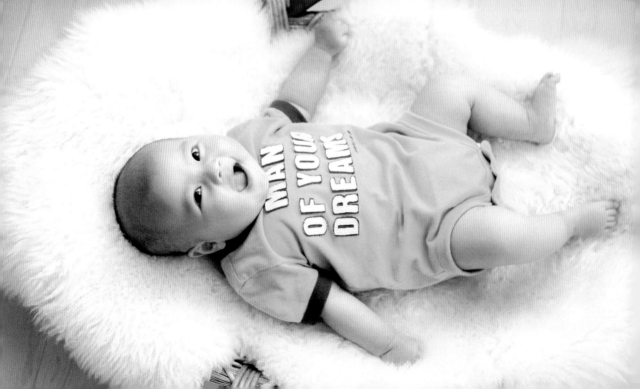

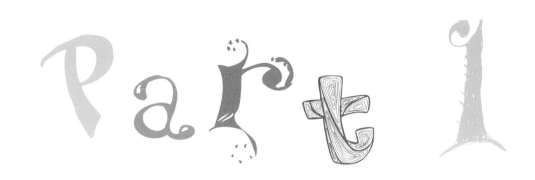

Part 1

第1课

科学轻松坐月子

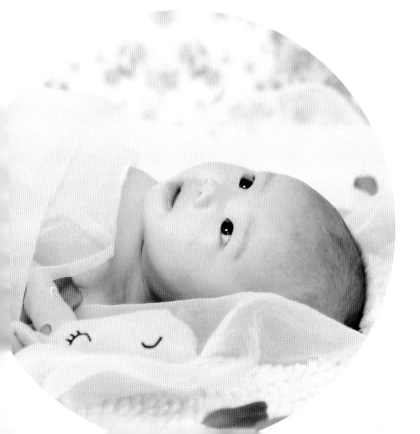

"十月怀胎，一朝分娩"，这一刻是准爸爸、准妈妈期盼已久的。伴随着宝宝的第一声啼哭，妈妈便进入了产褥期。

正确认识坐月子

■■ 坐月子&产褥期

坐月子是中国的传统习俗。月子就是一种生活方式，因此，新妈妈和家人不需要过度关注，只要比平时稍稍注意一点儿就可以了。

"月子"是一种民间的说法，临床上称为"产褥期"。产褥期的前3~5天会在医院度过。分娩后，新妈妈的身体会发生很多变化，需要逐渐恢复。产褥期通常指产后6~8周，这就是新妈妈需要注意的身体恢复期。临床上有产后42天检查，是因为妈妈在这时身体应该已经恢复得差不多了。

■■ 坐月子&新生儿护理的常见误区

☆关于妈妈

有些人不去做产后42天检查，这是不对的。为什么要查呢？因为无论是妈妈还是宝宝，都需要让医生检查一下有没有什

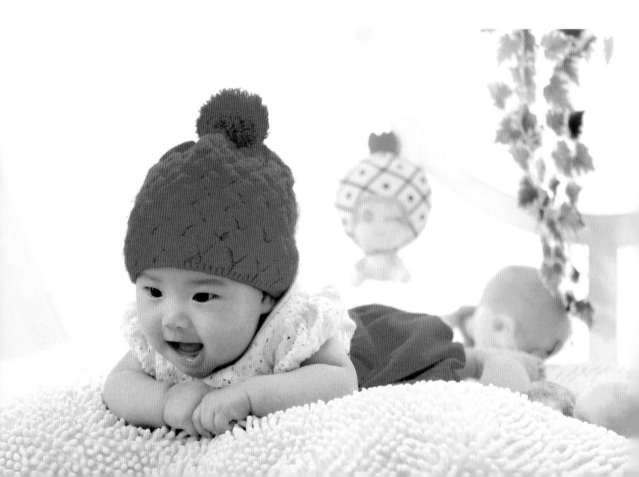

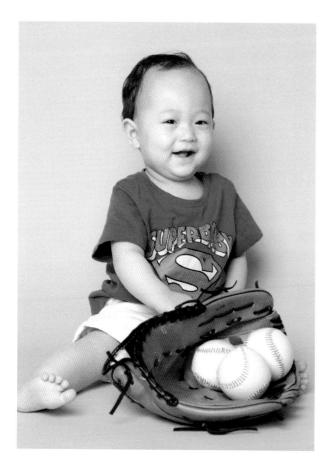

如果月子是在特别热的夏天，再戴帽子对妈妈的健康并无好处。以前产妇都戴帽子是因为当时居住条件不好，为了避免妈妈受风，现在则不需要了。目前市场上母婴产品有很多，但并不是每样东西都是必备的。有些是没有用的，不要过度追求而造成不必要的浪费。

托腹带不是绝对不可以用，但是购买时也不必买很贵的。一般剖宫产的妈妈才需要使用。使用的时候也要注意方法，不要24小时一直捆绑着，也不要过于用力捆绑。晚上如果还在捆绑，肠道无法蠕动，不能很好地工作，更不健康。自然分娩的妈妈戴不戴都可以。

么问题，如果有问题需要及早纠正。

坐月子时会有一些误区。过去老人说坐月子时不能洗澡、洗头、刷牙等，有很多限制。而现代医学证明，保持产妇的身体清洁有助于产妇的身体恢复。

有的人说自然分娩的时候骨缝开了，分娩之后需要找人来"捏"骨缝。虽然分娩时身体确实会有变化，但这跟分娩方式没有关系。妈妈分娩时子宫口的宫颈打开，并不是骨缝打开。因此并不需要"捏"骨缝。

月子帽是必需的吗？要根据实际情况判断。

产后新妈妈要注意

- 生产时产妇体力消耗，抵抗力下降，易生病。
- 宫口尚未完全闭合。
- 宫内有胎盘剥离面创口，细菌容易侵入，造成炎症。
- 腹部、会阴部伤口护理不当，造成伤口感染。

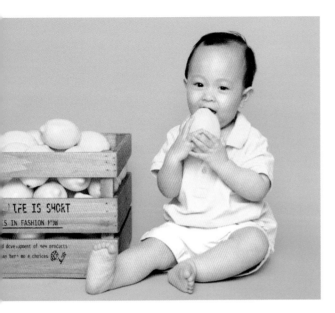

宝宝的乳房有小"奶核"，无论男女都有。这是因为在母体内时，宝宝受妈妈体内激素的影响而形成的。当他离开母体后，激素水平逐渐下降。不挤小"奶核"，它也会慢慢消失。有的妈妈给宝宝挤乳房，认为不挤的话宝宝以后会不健康。我建议大家不要给宝宝造成人为的伤害。

宝宝出生后要喝黄连水吗？并不需要。宝宝只需要喝母乳就可以了，排胎毒的说法是不准确的。

■ ■ 为什么要重视产褥期保健

坐月子要讲科学，产褥期妈妈身体发生很多的变化，分娩时体力消耗很大，免疫力下降，容易生病。自然分娩时，宫口一点点打开，分娩之后不会立刻关闭，容易感染。另外胎盘也要剥离，胎盘是直径20厘米左右的圆形，剥离后身体会有一个新鲜的创面，这个创面需要6~8周来修复。修复之前也容易有细菌侵入，导致感染。所以产褥期保健是很重要的，让妈妈坐月子，期间可以恢复得更好。

坐月子期间能看电视吗？其实是可以的，但需要控制好时间，不要看太久，也不要一边喂奶一边看电视，喂奶时要注意跟宝宝的眼神交流。

新妈妈产后24小时应该进行休息，如果需要上网，不要时间太久，适当地看一看是可以的。如果用手机的话，也要避免用的时间太久。

生化汤不是每个妈妈都需要的，医生会对此把关，如果有需要会告诉妈妈。

新妈妈平时的饮食要保持清淡、少盐，但是不能一点儿盐都不吃。

☆关于宝宝

有的妈妈在宝宝出生后将其直挺、结实地包裹起来，这样其实也是错误的，限制了宝宝的发育。

生完宝宝之后，妈妈的身体是要逐渐向生产之前的状态恢复的。恢复也有一个标准，首先怀孕前身体是什么状态，妈妈要有所了解。产后要恢复到孕前的水平，以此为标准，作为努力的方向。产后恢复的时间是6~8周，如果超过这个时间妈妈身体还有异常，一定要注意及时就诊。

坐月子前妈妈要了解相关的知识，重在预防，不要等有问题发生再去解决，那样就很被动了。我们也会提一些问题给大家，共同来思考。学习如何更好、更科学地坐月子。

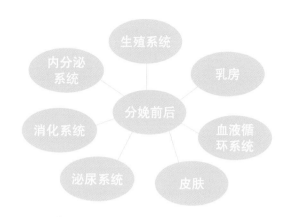

孕期变化最大的是子宫，妈妈把自己的手握拳，拳头有多大，子宫大概就有多大。宝宝一天天长大，子宫也逐渐开始扩大，子宫在不同的阶段有不同的标志性变化。宝宝出生后，助产士第一时间会按压妈妈的宫底，也就是压肚子，看看子宫底在什么位置上。生出宝宝后，子宫底应该与肚脐相平。胎盘剥离后，则应该在肚脐

产褥期妈妈要注意的生理问题

■ 子宫复旧

产褥期子宫复旧：宫底高度及子宫的软硬度是衡量子宫复旧的重要指标。

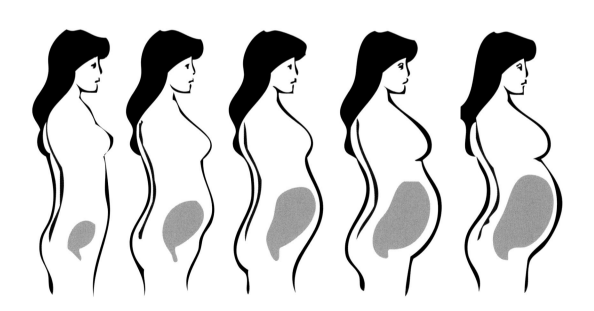

下方两到三横指的位置。半个月后，妈妈的子宫就摸不到了。

在产房如果子宫收缩不好，医生会告诉妈妈把手放在肚子上不断地揉，或者把凉的东西放在肚子上刺激子宫收缩。如果把手放在肚子上，能摸到一个轮廓非常清楚的巴掌大的硬包，就表示子宫收缩得很好。子宫收缩的标志就是高度和硬度，硬的子宫是好的，出血也会减少。

宫颈口是宝宝经过产道时路过的地方，宝宝的头有多大，宫口就开多大。大概1个月后，它会慢慢地恢复正常。自然产的妈妈刚恢复完做检查时，宫口是"一"字形的。没有生产过的人则是圆的。

产后宫缩的同时会感觉到有一点儿痛，叫"产后子宫收缩痛"。当宝宝娩出后，妈妈的体内产生一种物质叫做收宫素，也叫催产素。子宫收缩时会把恶露挤出来。促使子宫收缩的另一种方法是让宝宝吸奶，通过对乳头的吸吮，刺激末梢神经，子宫也会收缩。子宫收缩的疼痛是很轻微的，只是一点点的感觉。

恶露观察

恶露就是从阴道排出的少量的血性分泌物，包括血液、黏液、坏死的细胞。不同时间段的量和颜色都不一样。刚生产的前几天叫血性恶露，量特别多的时候跟月经时差不多，也就持续三四天。这段时间用夜用卫生巾即可。再过4~6天，

褥汗护理注意事项

- 避免出汗后受凉、伤风。
- 勤换洗内衣。
- 更衣前用毛巾擦干汗液。
- 保持皮肤清洁卫生。

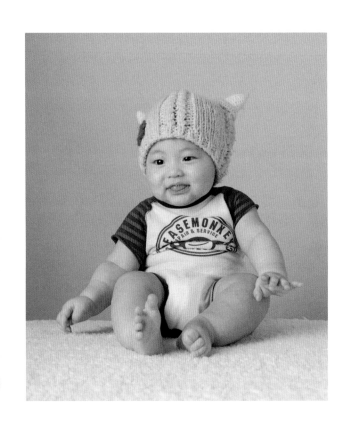

恶露的量和颜色都逐渐变少。恶露一般会持续2~4周。如果恶露持续时间太长，医生会给妈妈开相关的药物。恶露最长的时间不能超过8周。在恶露排干净的情况下，过一两周有可能会再次出现。这时要观察持续的时间和量有多少，如果持续时间短，或者量很大，需要去医院就医。恶露如果有大血块，说明子宫有积血，这样是不好的。如果恶露有严重的异味，说明有炎症，需要就医。

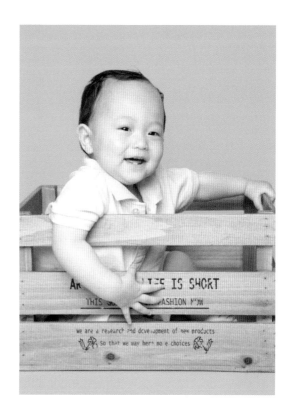

■ 产后下奶

多数妈妈在产后2~3天下奶，有的妈妈可能会提前一些。注意乳房清洁即可。有的妈妈乳汁分泌较晚，在产后2~3天的时候让宝宝频繁地吸，下奶会快。如果下奶不顺利，可能会乳胀、发烧。极个别人生宝宝之后腋下会出现包块，很硬，有时会疼，越来越大。这种肿块叫做副乳，不是每个人都有。这时不可以揉，不要管它。只有当停止母乳喂养后才会消失。

■■ 产后腰背痛

生完宝宝，有的妈妈会有腰疼、肩膀疼的现象。其实妈妈刚开始怀孕时，脊柱没有太大的变化，等到生产前，妈妈的脊柱会发生非常明显的弯曲，导致疼痛，这是正常的。孕期就会出现腰酸背痛的不适感，这些在产后1~2周都可以恢复。另一种酸痛的原因是妈妈在母乳喂养时姿势不当导致的，所以在母乳喂养时要学会正确的姿势。

另外要提醒准爸爸和家属，注意不要让准妈妈和新妈妈睡太软的床，她会不舒服，睡醒后感到很疲惫。

产后不要长时间保持仰卧位，要适当左右翻身活动，可以适当缓解腰背不适。照顾宝宝时，不要过度弯腰地去照顾宝宝，这会给腰背很大压力，可以把身体放得低一点儿去做。

▩ ▢ 产后脱发

一个容易发生的问题是产后脱发，在宝宝娩出后，妈妈体内的激素水平大起大落，头发的生长周期也发生了改变。产后3个月时激素已经恢复得差不多了，这时候掉头发可能比较明显。分娩时压力大、出血、内分泌变化等因素，孕期缺乏蛋白质、铁质，有贫血现象也会造成掉发。如果掉得特别厉害，就需要去医院就诊。

▩ ▢ 褥汗

产褥期出的汗叫做褥汗，无论哪个季节分娩，出汗都会比较多，但持续的时间不会太久。在孕期，准妈妈的血液会被稀释，

增加1500毫升左右。宝宝出生后这些都会被排出，出汗是其中一种方式。这时要注意护理，不要吹到冷风。可以拿一条干净的毛巾擦擦汗，换掉被汗浸湿的衣服，也可以在保证温度的前提下洗个澡。

▩ ▢ 乳腺炎

另外要注意乳腺炎的问题，乳腺炎形成的原因主要有：错过、缩短、减少喂奶时间；长时间对乳房的压力；不正确的哺乳姿势和含接方式；过多使用安抚奶嘴；乳房缺陷。产褥期可能发生乳腺炎，产褥期后也会发生。主要以预防为主，如热敷、按摩、频繁有效地吸吮。

▩ ▢ 产后便秘

有的孕妇在孕期会发生便秘，这是由于激素变化和肠蠕动过缓。产后新妈妈因为卧床休息，忽略膳食纤维的摄入，有可能导致便秘。这是可以预防的。还有一些人因为伤口疼痛，不敢用力，造成便秘。这些在产后1~2周内都是正常的，可以恢复。

对于产妇来说，蔬菜和水果都是可以吃的。营养专家表示，对于水果来说，加工的工序越多，营养丢失得就越多。把水果蒸熟了再吃是不必要的。吃的时候一定要清洗干净，要吃常温下的蔬菜和水果，不要单一摄取，要均衡摄入营养，食物多样化。

预防产后抑郁

- 到孕妇学校听课，学习相关知识，掌握育儿技巧。
- 创造良好的家庭氛围，减轻孕妇心理负担。
- 丈夫尽量陪伴，多沟通，分担育儿责任，减轻产妇劳累。

远离产后抑郁

　　孕产妇的心理问题比较多，这不是什么不好的事情。人或多或少都有一些情绪上的不愉快，产妇的激素水平有变化，情绪变化得也比较大。要学会克服、调整不良情绪。

　　现在很多妈妈都是知识女性，了解的信息过多，反而会对妈妈造成一定影响。其实这还是专业知识缺乏所导致的，因为不够了解，所以对相关问题的认识有误区。生宝宝其实并不可怕，对妈妈是有好处的。一个女人做了母亲后，心态上会发生改变，宝宝每天都在成长，会给妈妈带来很多惊喜和成就感，会让妈妈有更多的快乐。所以妈妈首先要摆正自己的位置和心态，宝宝能够给你带来很多意想不到的惊喜和快乐，所以不要有过多的担心。

　　产后的情绪波动是很正常的，大多数人都有这个情况。宝宝一出生，医生都会把他抱给妈妈看。有的妈妈反应很平淡，这种情绪可能是受产后大出血所影响的。有的妈妈听到宝宝第一声啼哭时，会突然间眼睛湿润了，觉得这十个月挺不容易，现在终于结束了这个过程。但是当她抱着

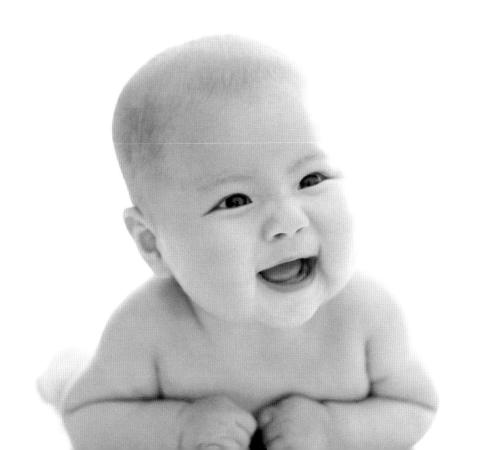

营养饮食需注意

- 产后最初几天吃清淡易消化、营养丰富、不油腻的食物，如粥、面汤等。
- 不要专吃高蛋白、高脂肪饮食。
- 吃高矿物质、高维生素食物；以五谷杂粮代替精粮细面。
- 不吃刺激性食物，如咖啡、红茶、辛辣食物等。
- 注意钙、奶制品的补充。

适宜产后的补品

- 阿胶：含多种氨基酸、钙、铁、锌等多种矿物质。
- 牡蛎：高蛋白、低脂肪；碳水化合物含量为19%～38%；富含锌、铁、钙、硒、DHA、牛磺酸。
- 枸杞：含胡萝卜素、多种维生素、钙、磷、铁、锌等矿物质。
- 乌鸡：牛磺酸含量高出普通鸡近10倍（有益于脑及视网膜）。
- 龙眼：干龙眼含锌较高；含多种维生素及矿物质。
- 燕窝：富含蛋白质、氨基酸、碳水化合物、钙；含2种胶原蛋白，促进表皮生长。

宝宝时，情绪又不高，开始发愁怎么把宝宝养大。这都是正常的心理，我们需要考虑如何让新妈妈从这个过程中解脱出来。

一般来说，产后15天左右，当新妈妈的身体恢复得差不多时，情绪也会相应地有所缓和。因为这个时候宝宝会带来很多的快乐，会让妈妈收获幸福。

妈妈们要知道，宝宝出生后自己会承受很多辛苦，付出很多，要做好充足的心理准备，这样有情绪也可以慢慢调整过来。如果没有准备的话，面对新生活可能会感到慌张。

生完宝宝后，亲戚朋友都来探望，会给宝宝买很多东西。有的妈妈觉得，我生宝宝这么辛苦，大家却只惦记着宝宝，因此会感到很委屈。

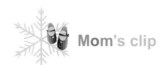

Mom's clip

有一对夫妻对顺产的意愿很坚定，但是由于胎儿的位置不太好，在生产过程中没有办法顺产，最后选择了剖宫产。宝宝生出来后，婆婆看到小孙子非常开心，忽略了对儿媳的照顾。丈夫注意到了这一现象，对妻子关怀备至，说了很多开导、安慰她的话，非常体贴。

这种体贴会让女人记一辈子。其实这不是责怪长辈，他们特别关注小孙子，是可以理解的。这时候丈夫一定要注意妻子的情绪，不要让她有太大的落差。避免心理问题的发生。

这种心情普通人可能会不理解，但是当人处在那个情境中时，有这种情绪是很正常的。孕期时，家人关注的焦点是孕妈妈。宝宝出生后，家人难免会把注意力转向宝宝。这里我也要提醒准爸爸和亲朋好友们，当宝宝出生后，不要忽略对新妈妈心情的照顾，要体贴关心她，让她的心理落差不要太大。

有的妈妈对生养宝宝没有充足的心理准备。宝宝出生后，难免会哭会闹，需要父母投入巨大的精力去照顾他，这会给新妈妈带来很大的压力，让她感到心烦。这时一定要注意情绪的调节，千万不可轻视。身边的人一定要理解她，千万不要去责怪她。大家一起帮助新妈妈调整、改善自己的情绪。如果不及时关注，就有可能出现产后抑郁，后果不堪设想。

产后抑郁不只发生在产后，产前就有可能存在了。头晕、情绪波动、委屈、爱哭，对育儿有抵触情绪，对丈夫有各种要求，这些都是征兆。一般发生在产后3天到半个月之内。新妈妈一旦抑郁，乳汁分泌的量也会受到影响。因此新妈妈要尽量保持愉快的心情，让乳汁充足。

这里我要告诉妈妈，为新生活提前做好准备，自己要学会感恩，多一些宽容，不要总去责怪别人。对于准爸爸来说，要知道妻子这时处在一个特殊的时期，不要跟她计较，要安慰妻子。对于长辈来说，其实他们很不容易，牺牲自己的很多时间帮儿女带宝宝，他们可能在育儿和坐月子的观念上会跟年轻人有分歧，但

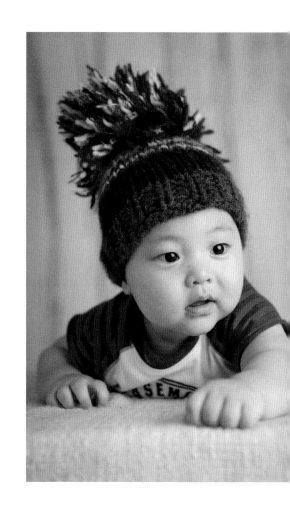

新妈妈洗澡注意事项

- 1个月内洗淋浴。
- 洗澡间不插门。
- 洗澡时间不要过长。
- 水温不要过高。
- 房间不要有风，保持室温。
- 自然顺产出院即可洗澡。

毕竟他们还是出于好意，希望能好好照顾新妈妈和宝宝，所以也要多体谅他们。百善孝为先，虽然父母会体谅我们，忍耐自己的情绪，但我们也要尽量避免伤害他们的感情。

如何科学坐月子

■ ■ 居室布置&睡眠

现在坐月子的方式比较多，除了在家坐月子，还有的人在月子会所坐月子。如果在家坐月子，应该如何布置居室环境呢？

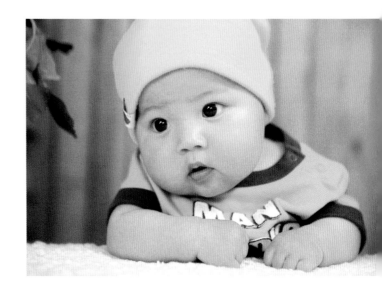

首先室内要通风，阳光要充足。房间通风主要是保持室内空气的清新，阳光充足。生活在这样的环境中，人的心情会很好，也便于家人观察宝宝的健康。

其次是要清洁、安静、舒适、美观。清洁就是房间要清洁无尘，时时清扫。有的妈妈坐月子时对声音比较敏感，周围有噪声会影响妈妈的心情，对宝宝也有影响，因此要保持房间相对安静。居室一定要舒适、美观，房间布置要讲究，因为视觉刺激能促进宝宝发育，美观的环境对于宝宝的成长有好处。如果室内阳光充足，屋里会很暖和。夏天建议房间保持在24℃~26℃，温度太高，宝宝会感到热。冬天房间最好在22℃　　~24℃。这样宝宝就不用穿、盖太多，很舒适。另外也要注意湿度，家里应该有一个温湿度计。注意调节房间湿度，

产后运动注意事项

- 量力而行，循序渐进，以不累不痛为原则。
- 饭后1个小时进行运动，不要吃得太饱。
- 运动后注意补充水分。
- 产后关节松弛，应该注意保护，尽量不做单脚用力的动作，如跳跃等。
- 运动中出现出血多应立即停止。

55%~60%之间的湿度是最适合的。

夏天特别热的时候，空调是可以开的。但是一定要记住，空调不要对着妈妈和宝宝的床吹。另外开空调时要注意通风，不要让空气不流通。使用前应该清洁空调的过滤网，避免宝宝感染。使用风扇的话要对着墙吹，不要直接对着人吹。室温恒温26℃，一般人不会感冒。

北方地区雾霾严重，如果外面天气不好，通风时就要注意了。如果窗户临街，不要在上下班高峰时通风，这时尾气比较严重。

■ 休息与睡眠

乳汁的多少与休息和睡眠有很大的关系，睡眠不好，乳汁会变少。很多人知道营养跟乳汁有关，其实与睡眠也有很大关系。每天最好保持8~10小时睡眠，并且妈妈要尽量与宝宝同步休息，宝宝睡觉时妈妈也抓紧时间休息一会儿，宝宝醒了就陪伴他。

要注意睡姿，不要总是保持一个姿势不动。仰卧位时尤其要注意，因为子宫是前倾的，如果经常保持仰卧位，子宫容易后倾。孕期时固定子宫的韧带可能也会松弛，适当地左右变化体位对韧带恢复是有益的。

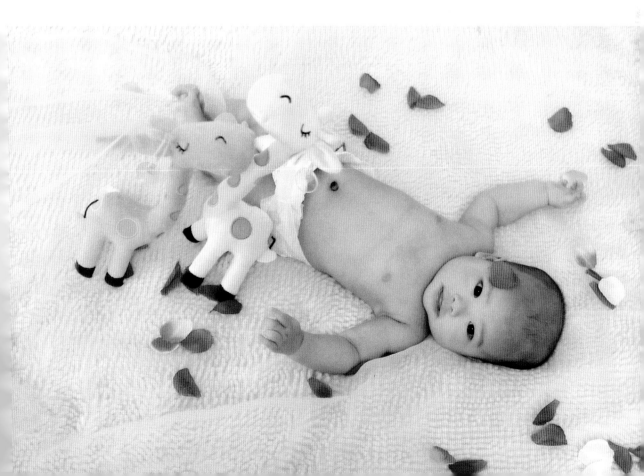

另外最重要的是心情要好，一个人如果睡眠不好，心情就不好，因此新妈妈应该保持良好的睡眠，心情愉快。

月子期间的营养与卫生

现在大家的生活条件好了，什么都能买，反而不知道吃什么，不知道哪些能吃。这里我要告诉大家最重要的月子期间

营养原则：营养均衡，食物多样化，合理搭配，不挑不偏，要适量喝汤水，以保证乳汁分泌。

产后最初的几天，产妇其实喝不了太多的汤，喝太多汤会导致乳房一下子胀起来，新妈妈很难受，所以千万不要喝太多的汤。在刚生产完的第一天，自然产的妈妈要吃一些半流食，如热汤面、小馄饨、蛋花汤、蛋羹等。如果新妈妈的奶水不是很多，可以适当地增加汤量。

奶水特别多的妈妈则不要喝太多汤。剖宫产的妈妈由于打了麻醉，6小时内不能吃东西。医院会给剖宫产的妈妈提供食物。剖宫产易导致胀气，因此需要注意排气。

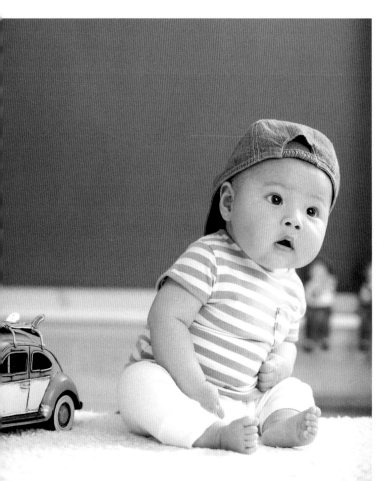

另外，不要给产妇吃过多高蛋白、高脂肪的食物，补过了，饮食摄入也不均衡。不要忽略微量元素、膳食纤维、矿物质和粗粮的摄入，因为它们可以促进肠蠕动，避免便秘的发生。孕期有一些不能吃的东西，产后也要相应地控制。否则宝宝的皮肤或者大便可能会出现问题。如果出现问题了，要观察一下是不是妈妈摄入的食物有问题。

需要强调的是喝汤的问题，

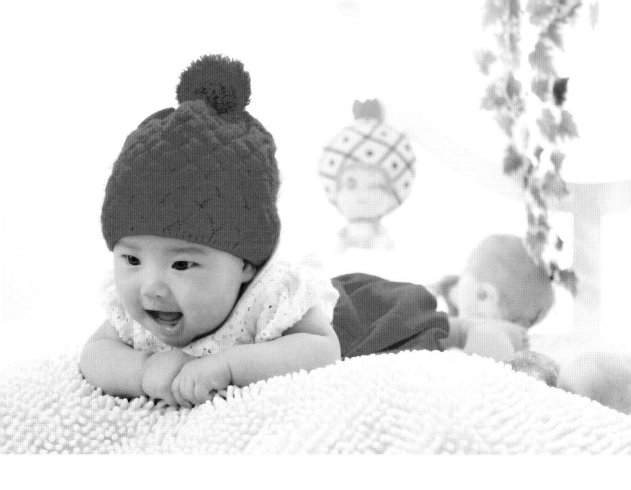

喝汤可以下奶，但是汤上边会有一层油，不要让产妇把油全部喝进去，一是会让产妇觉得油腻，以后看到汤不爱喝；二是油也相当于脂肪，摄入太多脂肪，新妈妈体重增长过快也不健康。

孕期补充的营养素，产后也应该继续补充，不要断掉，比如钙。因为在喂奶的过程中，新妈妈会把一些营养物质源源不断地输送给宝宝。如果新妈妈自己不补充，就会发生缺钙的症状。以前有的长辈说："生一个宝宝掉一颗牙。"这可能就是因为没有及时补钙而导致的。

饮食卫生也要注意，比如熬一锅汤，新妈妈一顿喝不了，剩下的汤再次加热的时候要煮开，否则就可能在月子期间发生肠炎、痢疾，这对妈妈和宝宝的健康都会造成威胁。

■■ 月子期间的营养误区

坐月子还有一些营养误区，要注意避免。有的家庭特别注意给妈妈喝汤，但是却忽略了吃肉，肉是蛋白质，光喝汤不吃肉是不行的。

鸡蛋在过去是很流行的月子营养品。

现在生活水平提高了，鸡蛋依然很重要。但是每天最多吃2~3个就可以了，不可以吃太多。蛋类里面的营养成分都差不多，100克的鸡蛋和100克的鹌鹑蛋来比较，营养价值差不多。

有的人觉得坐月子一定要喝红糖水，其实喝不喝都可以。一般喝6~7天就可以。喝得太多，有可能会导致恶露增多，持续的时间会延长。

坐月子期间不能营养过剩，不能放肆地大吃大喝。要做到食物充足又不过量，不要造成肠胃过大的负担。

阿胶有补血的作用，但不能多吃，否则会上火。牡蛎等海产品可以摄入，但是吃完后一定要看看宝宝的皮肤有没有问题。如果宝宝长了疹子，可能是因为妈妈摄入的食物有问题，妈妈就不要再吃了。

枸杞、龙眼在熬汤时可以放一点儿，但是也要少吃，吃多了会上火。海参、燕窝、鱼翅吃了以后，其他的同类营养食物就不要再吃了。比如海参是高蛋白食物，那么其他蛋白类食物就要相应地减少摄取。

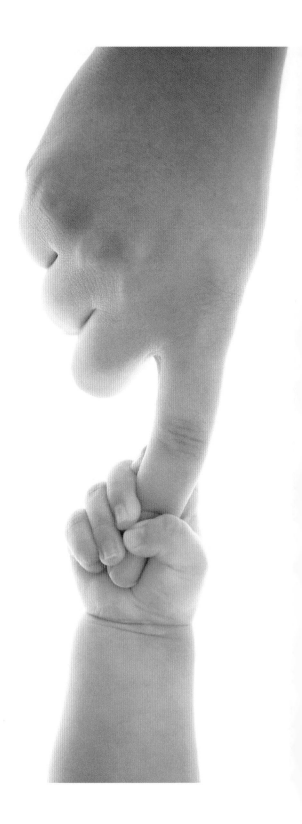

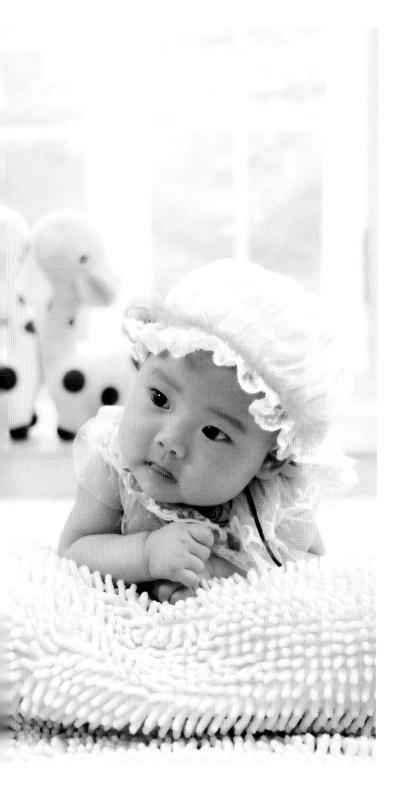

南方家庭给产妇下奶经常用醪糟，醪糟有助于下奶，但是每天最多吃2次，每次只要1小碗即可，不可多吃，也不可完全依赖它下奶。

▪▪ 月子期间的清洁卫生

月子期间的清洁卫生非常重要。首先新妈妈和家人的手要注重清洁，指甲不要留太长。爸爸下班回家一定要先洗手，然后再去抱宝宝。其次要注意新妈妈伤口的卫生，生产之后外阴有伤口的话，医生一般会给妈妈开一些阴部洗液。阴部洗液不要天天用，经常洗的话，皮肤上的保护性物质被洗掉，反而容易感染。内衣要经常洗，经常换，放在阳光下晾晒，进行紫外线除菌。坐月子期间可以洗澡、洗头、刷牙、剪指甲。刷牙时要选择软毛牙刷，儿童牙刷的软硬程度比较适合。如果家里人实在不让刷牙，为了避免矛盾，可以用一些淡盐水漱口。坐月子期间吃的次数比较多，口腔中容

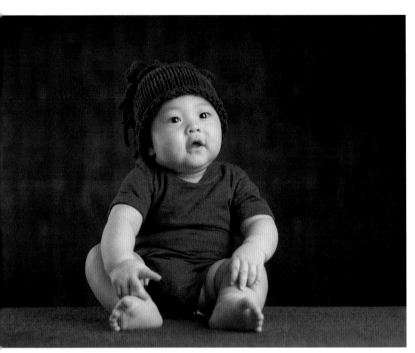

没有并发症，生完宝宝后有没有贫血、大出血等症状，这些症状导致容易头晕。如果没有，自然产的妈妈一般3天出院后就可以洗澡。洗澡的时间一定要短。如果坐月子期间一直不让妈妈洗澡，她的心情都会变得不好。所以让她轻松地冲一个澡，几分钟出来就可以了。

剖宫产的妈妈肚子上有伤口，生产完后伤口会贴一个伤口贴，回到家大约5~7天后就可以拿下来了，保持伤口的透气、干燥。如果没有并发症，7~15天就可以洗澡了。剖宫产的妈妈因为腹部有伤口，在擦干身体的时候不要摩擦伤口。总是刺激它的话，尤其对于一些瘢痕体质的人来说，伤口会变得紫红。

哺乳期间，新妈妈的乳房建议只用温热的毛巾擦一下即可，不要用酒精或肥皂刺激。乳头会分泌一些保护性物质，如果用刺激性清洁品清洗乳头，可能破坏这些物质。新妈妈可以把乳汁挤出来，涂在乳头上，在空气中晾干，这样对乳房有一定的保护作用。另外，哺乳期的妈妈也不要只穿一个大背心，建议穿纯

易有一些食物的残渣残留，可能出现牙齿的问题，因此要注意口腔的清洁。

洗澡的话要洗淋浴，不能洗盆浴。因为此时宫口是开放的，1个月后才会关闭。如果洗盆浴，容易被感染。另外洗澡时不要关门，有的新妈妈容易发生晕厥或虚脱，自己无法预测，这样就要把门虚掩上，一旦有问题出现，家里人可以及时地提供帮助。洗澡的水温不要过高，洗的时间不要过久。从洗澡间出来时，门窗要关闭，不要着凉。

洗头的话要用干净的毛巾尽快把头发擦干。如果非常需要，可以使用吹风机，但不要经常用，温度也不要太高。

产后新妈妈要洗澡，先要看看孕期有

棉的、没有钢托的胸罩，对乳房起到支撑和保护作用。

产后运动是很重要的，生命在于运动。新妈妈在休息一段时间后需要上班，运动锻炼对新妈妈是有很多好处的，可以促进身体的恢复。锻炼时听音乐可以改善心情，锻炼可以让身体恢复得快，促进恶露排出，避免产后并发症的发生。最普遍的产后并发症是尿失禁，因此从孕期就要开始注意锻炼。有的人担忧生产会对日后的性生活有影响，如果注意产后运动，是不会受影响的。另外运动最主要的作用是控制体重。

运动时要量力而行，循序渐进。哺乳期不适宜减肥，所以运动量要适度。以自己不累、不痛为原则。运动时间在饭后1小时进行比较好，并且要注意补充水分。运动时要注意锻炼腹肌，因为生完宝宝后肚子比较松弛，腰部和大腿的肉比较多，要通过运动减下去。3个月内尽量不要做蹦跳等动作大的运动，避

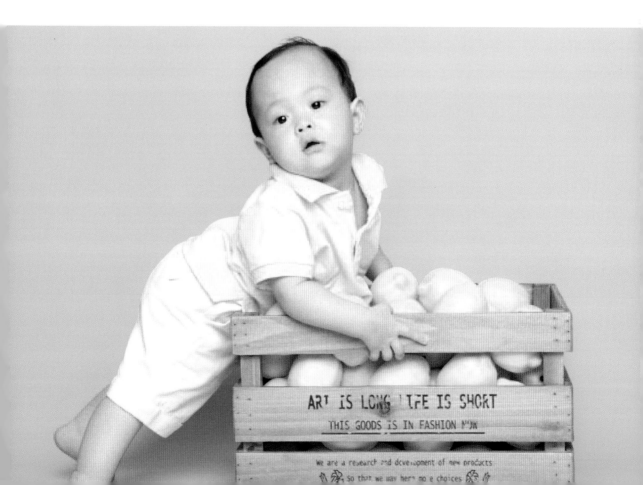

免损伤关节，也尽量不要做单腿的蹦跳。在运动过程中一旦出血，建议停下来观察出血的时间和量，必要的时候要去医院就诊。

运动一般分为两个阶段，以生产后3个月的时间为分界线。3个月之前一般做床上运动，活动量不是很大，3个月再增加运动量。

■ ■ 呼吸运动

躺在床上，用鼻子深深吸气，再用口

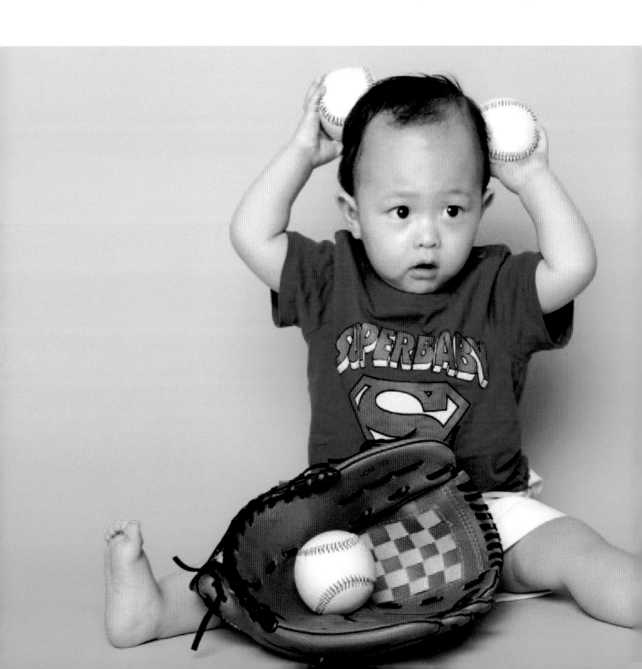

长长地呼出去。反复地让自己身体放松。同时可以配合双手上举，或者外展打开。吸气的时候上臂上举，呼气时手放下。

■ 胸部运动

产后2~3天内，躺在床上的时间比较多，可以开始做胸部运动。将上肢上举，再放下来，配合均匀的呼吸，以此来提升胸部。

■ 提肛运动

这个运动很重要，是因为在孕期和生产的时候，盆体组织受损，要尽快地恢复。提肛运动一般单次持续6~8秒钟，停顿后再做。这可以有效改善产后尿失禁，对性生活质量也有提高。这个运动产后当日就可以做。

平躺时，双腿屈膝，臀部向内收缩做提肛运动，配合均匀的呼吸。

■ 提臀收腹运动

这个运动建议生产后1个月再做，避免恶露倒流。做的时候躺在床上，以肩部和足跟部为支点，腿弯曲，把臀部抬高，停顿一段时间再放下。

■ 腿部运动

躺在床上时，如果下肢长期不运动，静脉受阻，容易形成栓塞。可以在躺在床上的时候做单腿弯腿运动。双抬腿的运动不建议太早做，最好在产后3个月再做。

勾绷脚：腿部运动在产后2~3天就可以做。躺在垫子上，将双脚向内向外展开，做勾绷脚的动作。

单抬腿：躺在垫子上时可以做单抬腿运动。锻炼腿部力量的同时促进血液循环。单腿向胸部弯曲，膝盖向腹部靠近，两条腿交换做。双抬腿运动建议剖宫产的妈妈在产后3个月再做。

侧抬腿：侧身躺下，用胳膊肘支撑自己的身体，把腿伸直，单腿抬起来，高度量力而行，频率可以自己掌握。如果身体恢复得较好，可以两条腿一起抬起。

伸腿：跪着时，两手与肩同宽，与双肩呈90°，一条腿向后抬起，伸直，再收回来换另外一条腿。这个动作在产后一周就可以进行。也可以把腿抬起来后，再横着伸出去。

摆腿：需要锻炼侧腰部时，可以平躺在床上，双腿屈起，双脚踩在床上，两只手握拳，放在腰侧下方"环跳穴"下，双腿向左、向右压下。锻炼腰侧肌肉。另外可以维持刚才的姿势，双腿抬起，拿开双手，大腿与地面呈90°，向左、向右做摆腿运动。也可以向前伸直双腿，做摆腿运动。这个动作也是在产后3个月做比较好。

■ 仰卧蹬车运动

这一运动建议自然产的妈妈1个月后再做，剖宫产的妈妈建议3个月后再做。

平躺在床上，一条腿屈膝，尽力向腹部收起，然后再缓慢地蹬出去，像骑自行车一样。再换另一条腿重复做。腿必须要蹬直，力度要到位，不要求快。

■ 肘膝运动

自然产的妈妈建议1个月后再做，剖宫产的妈妈建议3个月后再做。

平躺下来，双腿弯曲，然后用左手手肘去碰右腿膝盖，再换右手手肘碰左腿膝盖。去碰膝盖的那个手肘一侧的肩在运动时抬起，另外一侧的肩不动。

这一运动可以演变一下，一侧膝盖抬起时，可以用双手抱住膝盖内侧，向胸部下压。大腿尽量贴近腹部。

■ 抬头抬腿运动

自然产的妈妈建议1个月后再做，剖宫产的妈妈建议3个月后再做。

平躺下来，双腿弯曲，用双手抱住双腿膝盖下方，头与肩抬起，靠向膝盖方

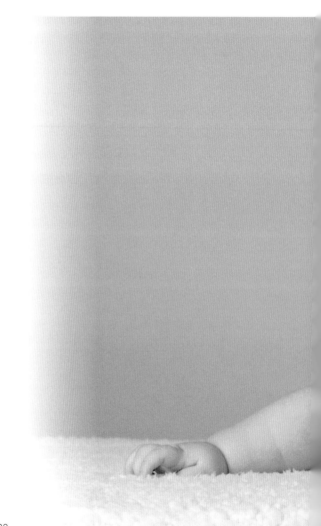

向，然后双手松开平放在地上，双腿向天空蹬直，持续几秒钟后再放下。

■ 猫式运动

自然产的妈妈建议1个月后做，剖宫产的妈妈建议3个月后再做。

跪在床上，双手双腿打开，与肩同宽，上半身与地面平行。下颌向内收，头低下去，眼睛看着肚脐，背部向上拱起。

然后再抬头，腰部向下塌。然后变换姿势，双腿并拢，坐在自己的小腿和足跟部上，双手触地，向前伸展，上身伏地，臀部尽量坐在足跟部上，然后慢慢收回。

■ 站姿运动

产后3个月可以做。

站在地上，双脚分开与肩同宽，双手叉腰，脚尖蹬地，脚跟抬起，持续几秒

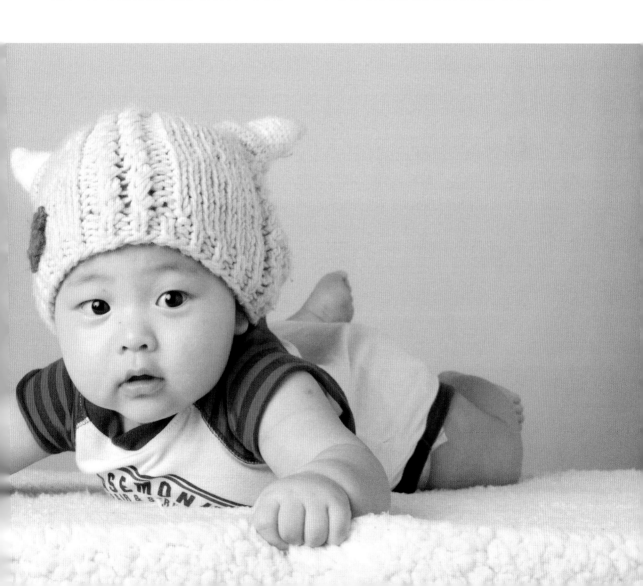

钟。抬起脚跟时臀部、外阴部、肛门部的肌肉要注意收缩。

骨盆运动

维持上面的站立姿势，上身不动，用手扶住髋关节，用胯部绕着身体中心，向左、右两侧呈"8"字形划过，也可以围绕身体中心用胯部顺时针或者逆时针画圈。

双腿前后分开，左腿在前，右腿在后，身体面向左侧，双手叉腰，向前弓步，右腿向下弯曲，不要跪在地上，然后再还原回来休息一会儿。

手臂运动

拿2个灌满水的矿泉水瓶，站直，双脚与肩同宽，双手向上举起矿泉水瓶再放下，也可以双臂向两侧水平伸展，然后慢

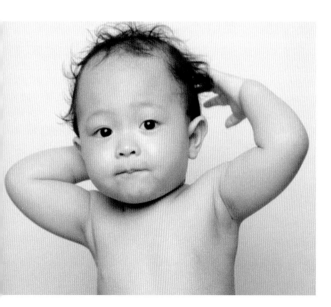

慢将双手向内收，动作要和缓，直到2个矿泉水瓶相对，双手手臂与地面平行，再恢复成原状。

送胯运动

产后3个月可以做。

挺直站立，双脚与肩同宽，双手叉腰，把胯部向前送，臀部肌肉收缩，做提肛运动，持续几秒钟，再放松收回，向后塌腰。在向前送胯时，上身要保持挺直，不要弯腰。

伸腿运动

双脚并拢站立，双手叉腰或者向左、右两侧水平举起，一只腿抬起，用另一只腿支撑身体。坚持30秒左右，一开始可能坚持不了多久，没有关系，累的时候可以把腿收回来，然后向侧面、后面依次伸出。再换一条腿做。这样可以锻炼腿部的力量。

肚皮舞动作

双脚打开，与肩同宽，站直，双手自然下垂或向左右两侧伸展开。身体快速左右抖动，感受腹部的肉在有节奏地剧烈地颤动。

打肚子运动

用双手拍肚子，如果怕声音太大影响

到别人，可以把双手弯成鹰爪状，甩动手腕用指尖敲打肚皮。可以促进肠蠕动，避免便秘，并燃烧腹部脂肪。

■ 环跳穴运动

双手攥拳，敲打环跳穴（近髋关节），一般可以敲打100下左右。

■ 傣族舞

双腿叉开与肩同宽，将左腿膝盖向外翻，左脚脚尖点地，右腿膝盖弯曲，胯部向右侧送出去，保持一段时间换另一侧。

产后夫妻生活

在这里讲一下产后夫妻生活，主要强调一下计划生育。一般产后42天会有一个检查，如果医生检查后说新妈妈恢复得很好，没有什么问题，那么在产后2个月可以逐渐恢复性生活。但是要记住做好产后避孕，避免意外怀孕对新妈妈的身体造成伤害，也会影响宝宝的哺乳。

对于产后的新妈妈来说，主要以工具避孕为主。哺乳期会推迟月经周期的恢复，但也不可以大意，仍然有人在哺乳期内再次怀孕。到了一定月龄后，可以采取其他方式避孕，比如放节育环。要到附近的医院进行具体的咨询。

产妇分娩有两种方式：自然产和剖宫产，不同的分娩方式，放环的时间不同。如果是自然产的妈妈，产后3个月放环就可以了。如果是剖宫产的妈妈，在产后6个月内不要同房，然后去医院放环。如果月经已经干净了，这时不要同房，在月经结束后3~7天之内去医院放环。但不是每个人都适合放节育环，一定要听从医生的指导。

纯母乳喂养的妈妈和混合喂养的妈妈，月经恢复期都不一样。如果跟别人的月经恢复期不一样，也不要紧张，只要做好避孕就可以了。纯人工喂养的妈妈，月经一般是在产后2~3个月后恢复。排卵是在月经之前的，所以一定要注意做好避孕措施。

坐月子是女人一生当中十分重要的一个事情，幸福与快乐、忧愁与焦虑，都将终生难忘。在这个非常时期，夫妻要相互理解、关心，也要尊重家里的老人，家人意见不统一时，要寻找最佳方法达成共识。

希望每个妈妈都可以快快乐乐地度过产褥期，宝宝和妈妈都健康！

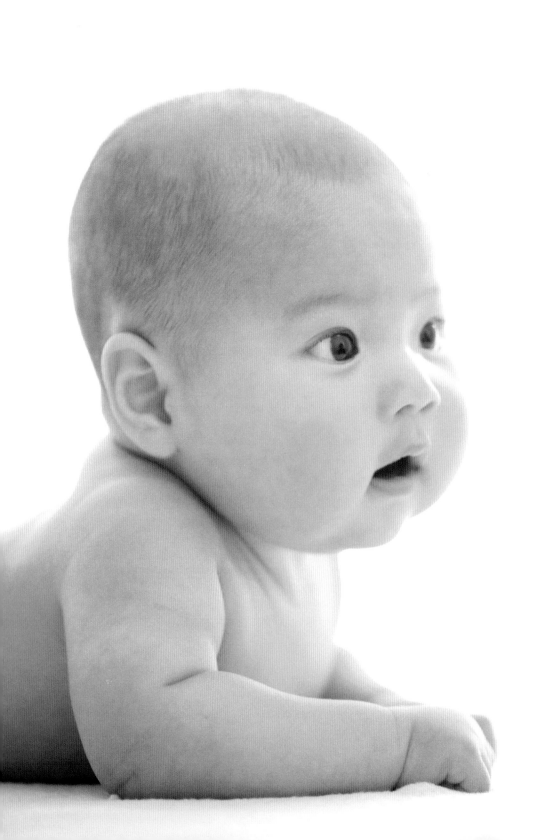

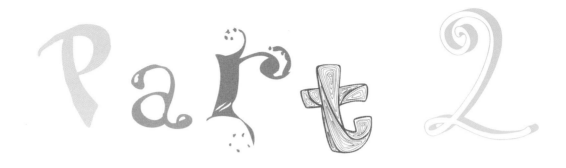

Part 2

第2课

母乳喂养全攻略

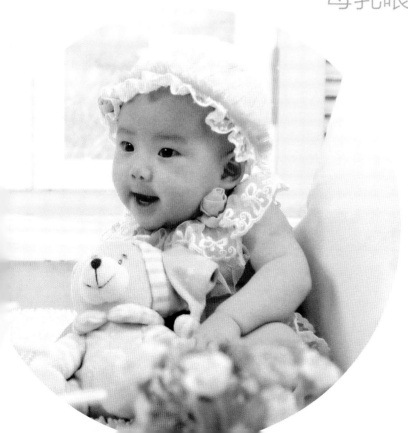

我们从事孕育知识科普工作的宗旨是帮助准妈妈：1.树立自然分娩的信心和信念；2.提倡母乳喂养；3.宣传自己的宝宝自己养的理念。在这里主要强调的是母亲的责任。

为什么要强调母乳喂养呢？因为专业人员需要学习，我们的准妈妈、新妈妈也需要学习。喂养对妈妈和宝宝来说都是第一次接触的事，俗话说："万事开头难。"第一次接触时难免感到慌乱。有的人会说："过去不都是母乳喂养吗，这有什么可

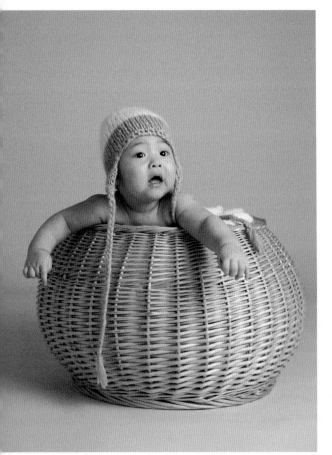

学的？"但是现在我跟妈妈们互相交流时会发现，她们在母乳喂养的道路上走得很艰难，会遇到很多压力、阻力。所以我们要给这些妈妈提供帮助。要给妈妈和宝宝一个良好的开端，迈好人生第一步。

科学的母乳喂养

世界卫生组织促进母乳喂养成功有十条标准，其中一些是针对医务人员的，另外一些则是针对妈妈的。

1. 有书面的母乳喂养规定，并常规地传达到全体卫生人员。

2. 对全体卫生人员进行必要的技术培训，使其能实施有关规定。

3. 把有关母乳喂养的好处及处理方法告诉所有的孕妇。

4. 帮助母亲在产后半小时内开始母乳喂养。

5. 指导母亲如何喂奶，以及在需与新生儿分开的情况下如何保持泌乳。

6. 除母乳外，禁止给新生儿吃任何食物或饮料，除非有医学指征。

7. 实行24小时母婴同室。

8. 鼓励按需哺乳。

9. 不要给母乳喂养的新生儿吸人工奶头，或使用奶头作安慰物。

10. 促进母乳喂养支持组织的建立，

并将出院的母亲转给这些组织。

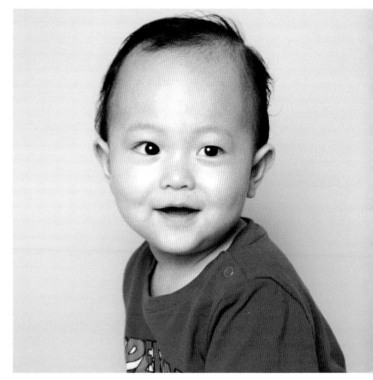

其中第三条是"把有关母乳喂养的好处及处理方法告诉所有孕妇"，这就要求医务人员要把护理的问题和方法都要教给妈妈。这里会对母乳喂养问题展开谈一下，希望准爸爸和家里人都提供一些支持。

大家通过很多渠道学习、了解到母乳喂养的好处，在医院80%以上的妈妈都应该受到这种教育。如果没有受到这种教育，可以自己来学习一下。以下有7个问题，我们要求妈妈能够回答至少其中5个问题。

1.母乳喂养的好处。

2.分娩后早开奶的重要性。

3.母婴同室的重要性。

4.母亲喂奶的姿势及婴儿含接的姿势。

5.按需哺乳的重要性。

6.如何保证母亲有充足的乳汁。

7.纯母乳喂养的重要性。

这些问题中"重要性"占了很大部分，了解这些后妈妈一定会坚持喂母乳。下面我们就来逐一介绍。

■■■ 为什么要坚持母乳喂养

母乳和配方奶对比

母乳	配方奶
酪蛋白含量低，乳清蛋白高	酪蛋白含量高
维生素含量高	维生素含量低
铁吸收率50%	铁吸收率10%
钙吸收率40%	钙吸收率10%
抗体、溶菌酶、抗感染因子	无
含有必需脂肪酸、脂肪酶	无
排便因子，轻泻作用，减轻黄疸	无
利于母婴情感交流	不利于

母乳是婴儿最天然、最安全的食品，容易消化和吸收，能满足6个月内婴儿全部的营养需求。母乳中矿物质和维生素的比例合适，比如钙和磷的比例，容易被吸收。母乳中的免疫活性物质能够保护婴儿免于感染，比如腹泻、呼吸道感染。母乳喂养利于母婴之间的感情交流，促进婴儿早期的心智发育，预防过敏性疾病的发生。另外可以促进婴儿面部和牙齿的发育，同时可以减少儿童肥胖等疾病。目前市面上卖的配方奶很多，其中大概有40多种营养成分，而母乳中的营养成分要远远多于这些，其营养价值比配方奶高。

母乳喂养对婴儿的好处

1. 易消化吸收，能满足6个月内婴儿全部营养需求。
2. 矿物质和维生素比例合适（钙、磷），易吸收。
3. 母乳中的免疫活性物质能保护婴儿免于感染（腹泻、呼吸道）。
4. 利于母婴间感情交流，促进早期心智发育。
5. 预防过敏性疾病的发生。
6. 促进面部和牙齿发育。
7. 减少儿童肥胖症等。

■■ 珍贵的初乳

宝宝出生后，妈妈最初分泌的乳汁叫做初乳。初乳弥足珍贵，是花钱也买不到的，也是妈妈送给宝宝的第一份人生免疫礼物。初乳少而精、黏而稠。里面含有很多特殊的物质，可以减少宝宝生病的概率。初乳里面有排便因子，让宝

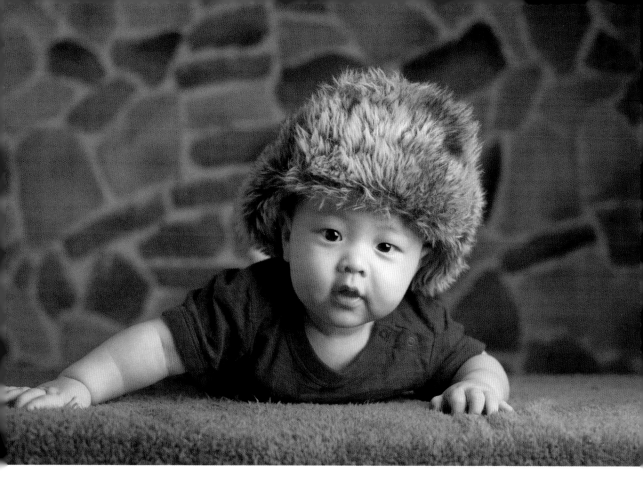

宝尽早地排便，减少黄疸发生的可能。在产后5~7天分泌的乳汁为初乳，7~14天为过渡乳，14天之后就是成熟乳。

初乳的好处有：含有丰富的蛋白质和抗体，是婴儿的第一次免疫；含有免疫活性物质，可抵抗细菌和病毒的感染；促进胎便排出，减轻新生儿黄疸；含有生长因子，促进肠道成熟，防止过敏及乳糖不耐受；初乳中的维生素A可降低婴儿感染性，促进眼部发育。

有的妈妈会给宝宝添加牛初乳，结果宝宝过敏了。牛初乳是给牛宝宝吃的，不

适合我们的宝宝。卫生部也有条文规定，新生儿是不适合吃牛初乳的，因此我们建议妈妈不要额外给宝宝添加这些物质，以免增加风险。

前奶和后奶

母乳喂养时，先吸出的奶叫做前奶，前奶加后奶才是完整的奶。前奶包含蛋白质、乳糖、矿物质、Vit、70%~80%水分，比较稀，可以解渴。后奶的主要成分是脂肪，比较浓稠，能够解饿。因此母乳喂养时，并不需要给宝宝额外喝水。妈

妈也不要只让宝宝吃前奶，如果不吃后奶的话，宝宝会饿得快，营养也不全面。只喝前奶的宝宝尿比较多，大便形成少，体重增长缓慢。

每个妈妈的乳房和乳汁情况不一样，宝宝吃奶的状态也不一样。宝宝吃奶时，要看看他有没有吞咽声，有的话就是吃到奶了。另外妈妈在宝宝吃奶前会感到奶胀，宝宝吃完后会感觉到乳房舒服、松软一些了。当宝宝吃得差不多时，再摸一摸自己的乳房，感觉挤不出来了，

说明宝宝把前奶和后奶都吃进去了。

■ ■ 母乳的成分

母乳中有300种以上成分。母乳很难模拟，因为母乳随着宝宝的月龄不断增长而不断变化，在一天不同的时间母乳成分都会有变化，在一次哺乳开始和末尾亦不相同。母乳中的脂肪是不可或缺的，是宝宝最主要的能量来源。母乳喂养宝宝的能量来源构成包括50%脂肪、40%碳水化合物、10%蛋白质。

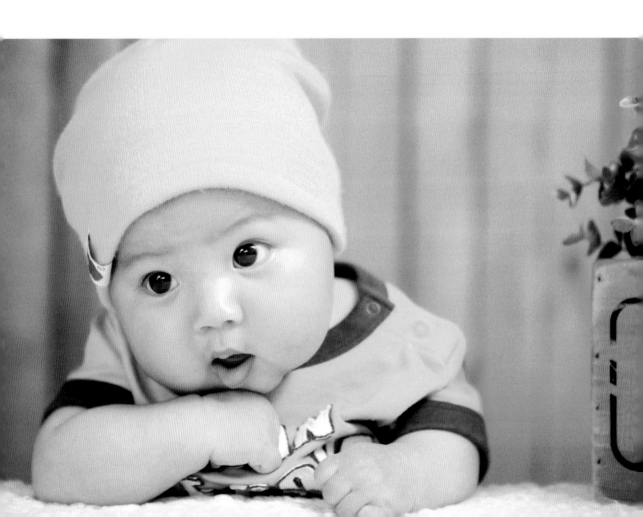

母乳喂养宝宝能量来源构成

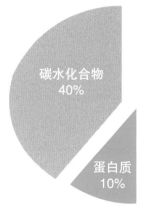
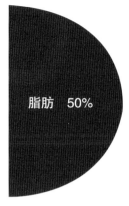

脂肪 50%

碳水化合物 40%

蛋白质 10%

■ 母乳喂养对妈妈的好处

1.有助于早期亲子依恋关系建立。

2.有助于推迟再一次妊娠。

3.减少卵巢癌及乳腺癌的风险。

4.促进宫缩，减少产后出血。

5.消耗母体多余脂肪。

6.促进体形恢复，乳房丰满。

乳腺癌与母乳喂养密切相关，多让宝宝吃妈妈的奶，可以大大降低妈妈患乳腺癌的风险。此外宝宝吃奶时，妈妈的子宫会自然收缩，促进恶露的排出。有些妈妈担心喂奶会导致体形改变或者变胖，其实并不会。母乳喂养有一定的减肥作用，因为产奶时会消耗自己的能量，只要哺乳期不营养过剩，母乳喂养就有助于控制妈妈的体重。

■ 母乳喂养对家庭的好处

减少家庭的经济负担，使爸爸妈妈不必过于辛苦，也减少宝宝的发病率。

1.经济、方便、卫生。

2.温度适宜。

3.减少感染机会。

4.降低婴儿发病率及死亡率。

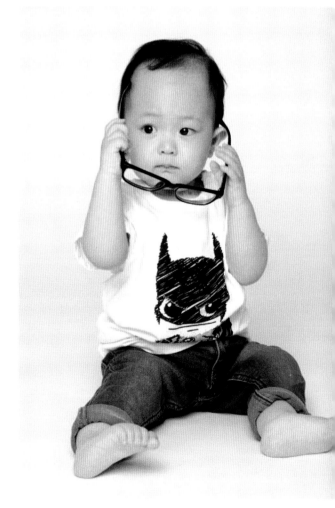

5.省时、省力、省心、省钱。

6.宝宝身体素质好，不易患病，提高身体素质。

7.母乳喂养的母亲对婴儿比较慈爱，有助于宝宝的智能发育，提高社交能力。

8.母亲对宝宝更加慈爱，更具责任心，使家庭和睦，社会安定。

■ 母乳喂养对社会的好处

宝宝少生病，也会减少儿童医院的负担。儿童医院常年像火车站的候车室，人满为患。如果每个宝宝都能少生病，医院也能减少很大的负担。

早吸吮、早开奶、早接触

■ 分娩后早开奶的重要性

早开奶是指让宝宝出生后尽可能早吸奶。出生后1小时内是强化反射建立的最好时机，早开奶可促进下丘脑释放催产素，刺激子宫收缩，减少产后出血，也可以强化宝宝吸吮能力和吞咽能

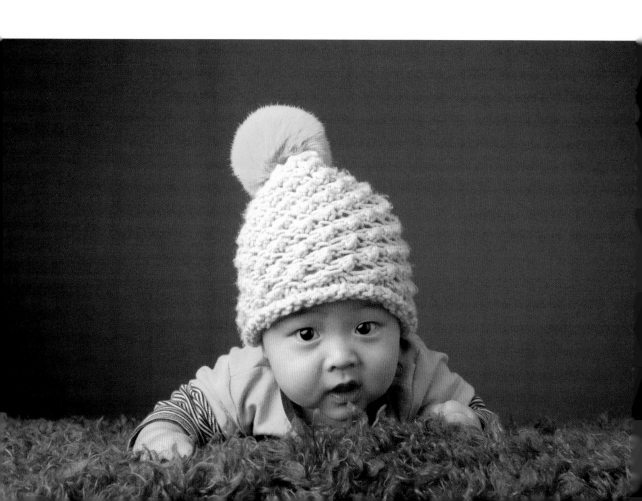

力，因为分娩后外界声、光、温度刺激宝宝觅食反射、吸吮反射最强。所以要帮助母亲在产后1小时内开始母乳喂养。自然产的妈妈，宝宝出生后进行初步处理后，马上就可以趴在妈妈胸前，宝宝在几分钟后就可以睁眼望着妈妈。因为宝宝在妈妈肚子里最熟悉的就是妈妈的心跳，出生后宝宝趴在妈妈心口，也能听着妈妈的心跳，感到安全。剖宫产的妈妈没有办法搂住宝宝，在手术室也要早接触，可以让宝宝与妈妈脸贴脸接触一下。回到病房后要尽快抱着宝宝，早开奶，早接触，早吸吮。宝宝吸得越早、越快，对妈妈后期下奶越好。

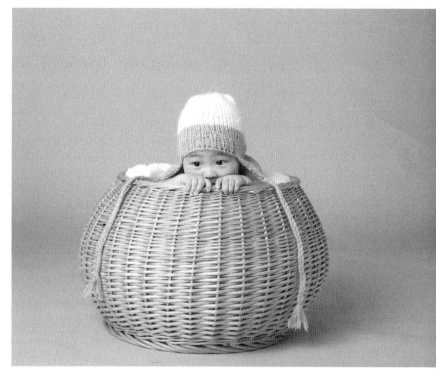

乳头上有很多末梢神经，宝宝早吸吮刺激乳头，就会反射到大脑皮层，刺激身体释放泌乳素，分泌乳汁。腺泡周围细胞收缩，然后喷出乳汁。

■ 母婴同室的重要性

妈妈跟宝宝应该尽可能24小时在一起，每天分开时间不超过1小时。妈妈跟宝宝在一起，可以保证宝宝按需哺乳，促进妈妈乳汁分泌。也可以减少母亲焦虑感，因为宝宝不在妈妈身边时，会增加妈妈的担心，使妈妈很焦虑。母婴同室可以增进母子感情。另外妈妈还可学到母乳喂养的知识与技巧，随时可以问护士，这样能够保证6个月纯母乳喂养。有些妈妈看了很多影视剧，担心会有抱错宝宝的风险。其实现在医院管理是很规范的，一般情况下不会发生这种问题。母婴同室也是为了让妈妈每天跟宝宝在一起，了解自己的宝宝，婴儿的安全也可以得到保证。

如何保证妈妈乳汁充足

- 树立信心，相信自己有足够的乳汁。
- 多接触、勤吸吮，按需哺乳，每天 8~12次，注意坚持夜间哺乳。
- 正常足月新生儿不要增加母乳以外的任何饮料、食物。
- 妈妈注意休息、放松和均衡营养。
- 做好乳房护理。
- 保持心情舒畅。

■■ 按需哺乳的重要性

1.防止乳腺炎。

2.加速子宫复旧，减小出血。

3.减轻奶胀带来的不适。

4.满足婴儿生长发育需要。

5.频繁有效吸吮，刺激泌乳素分泌，增加奶量。

按需哺乳就是说当妈妈或者

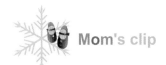

Mom's clip

刺激泌乳的小方法

生完宝宝能下地的时候，妈妈可以坐下来，脱去上衣，然后将上衣反着穿以避免着凉。双臂交叉，俯身前曲，让乳房下垂，爸爸或者家人双手四指呈握拳状，拇指沿脊柱两侧自上而下螺旋按摩，从颈部到肩再到腰。

宝宝需要时，就可以哺乳。喂奶的次数和间隔时间不用特别受到限制，宝宝哭了、饿了，需要喂奶，就可以喂奶。妈妈的需要也要被考虑到，妈妈奶胀时，也可以让宝宝吸奶，减轻乳房的负担。人为地去限定时间是不正确的，母乳喂养没有明确的时间限制。

宝宝需要喂养时有什么表现呢？要观察婴儿的觅食反射。比如宝宝歪着头，张着嘴，左右歪头，仿佛在找什么东西，没找到的话宝宝可能会把手放在嘴里吸吮。看到这样的状况就可以开始喂宝宝了。有的妈妈往往在宝宝哭的时候才喂奶，这样是不好的，因为有的宝宝就是不爱哭闹，等到宝宝哭闹了，那已经是宝宝最后一个征兆了，表示他已经很不舒服了。

有的妈妈看到宝宝哭闹，就担心宝宝不够吃，就想给宝宝添加一些东西。这样是不对的。宝宝在出生后第一天，他的胃只有小玻璃球那么大，所以吃不了多少，但吃得很频繁。到了第三天，差不多有乒乓球那么大，第五天时则有鸡蛋或鸭蛋那么大。妈妈的奶也是一天比一天多。因此妈妈不用担心宝宝不够吃，盲目地给宝宝添加配方奶是不对的。

宝宝出生后更需要的是免疫球蛋白而不是奶量，这主要分布在初乳中，因此注意给宝宝吃初乳。

如何保证妈妈有充足的乳汁

首先要了解乳汁分泌的机制。乳头上有很多神经，频繁刺激后会传递到大脑，大脑产生一种特殊的物质叫泌乳素，这样就可以促进乳汁的分泌。因此要让宝宝频繁地去吸吮。

妈妈们要树立信心，相信自己有足够的乳汁。有的妈妈总是担心自己没有奶或者奶不够，有很多设想，给自己设下很多的障碍，但这些也许根本就不会发生。因此要顺其自然，不要给自己增加压力。奶多奶少与乳房的大小也没有什么关系，乳房小的妈妈也不必过度担心。

另外要多接触、勤吸吮，按需哺乳，每天至少8~12次，有的宝宝吃得比较频繁，因此要注意坚持夜间哺乳，因为夜间泌乳素分泌比较旺盛。

正常足月新生儿不要增加母乳以外的任何饮料、食物。有的妈妈会给宝宝喝饮料，这是绝不可以的，宝宝这时还不能吸收消化饮料，不利于他的健康成长。

新妈妈要注意休息、放松和均衡营养，保持一个良好、放松的心情，心情不好对人的身体健康是有很大的影响的。新妈妈在哺乳期间一定要照顾好自己的身心健康，同时也要做好乳房护理，不要让乳房胀起来。因为乳房胀起来后，妈妈很难受，心情自然就不好。妈妈一生气，奶就容易没有。所以保持心情舒畅对哺乳期的妈妈是至关重要的。并且当妈妈心情不好，发脾气喊叫时，宝宝都会听见，可能会吓着宝宝，这样对他的生长发育是很不好的。

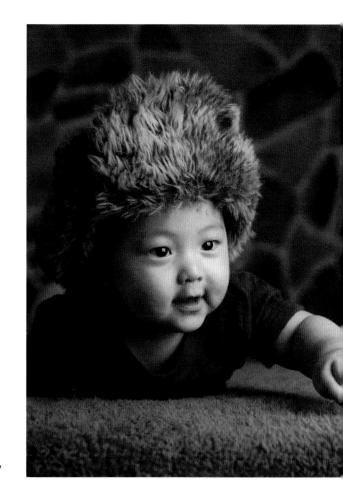

妈妈的心情对乳汁分泌有很大的影响，看到宝宝，听到宝宝的声音或者想到宝宝的可爱，有信心，这些因素都有助于泌乳反射。而焦虑、疼痛、压力、担心和缺乏哺乳信心，都会抑制泌乳反射。有些妈妈会莫名地焦虑，担心自己奶水不足。要尽力而为，有多少喂多少，自己已经尽力了，不要过度要求自己。情绪放松，很可能会促进乳汁的分泌。

怎么判断乳汁是否充足呢？可以从宝宝的状况上来判断，也就是宝宝吃得多、拉得多、尿得多。另外也要看宝宝的体重。一个宝宝出生后会有生理性的体重下降，出生7~10天体重恢复后，每天增长25克~30克，满月增重600克及以上。当你的宝宝满月体重增长超过600克以上的时候，就不要担心他吃得不足了。

怎么给宝宝称体重呢？其实很简单，妈妈先站在体重秤上称一下自己的体重，再抱着宝宝称一次，2次结果相减就是宝宝的体重。

日龄	小便次数	大便次数	大便颜色
第一天	▯	▮	黑色
第二天	▯▯	▮▮	黑色或墨绿色
第三天	▯▯▯	▮▮▮	棕、黄绿、黄
第四天	▯▯▯▯	▮▮▮▮	棕、黄绿、黄
第五天	▯▯▯▯▯	▯▯▯	黄色
第六天	▯▯▯▯▯▯	▯▯▯▯	黄色
第七天	▯▯▯▯▯▯▯	▯▯▯▯	黄色

通过大小便观察判断母乳是否充足也是一种方法。产后1~7天，主要观察小便次数（无色或浅黄色）和大便次数及颜色，出生后第1天，宝宝小便的次数也许只有1次，大便是很深的墨绿色，接近黑色，这时主要是胎便。第2天小便和大便大概都是2次，大便呈墨绿色。随着天数的推移，小便次数也约等于天数，大便次数在第4天开始则逐渐变成每天4次左右。大便的颜色在第3天和第4天逐渐变成棕色或者黄绿色，第5天至第7天就变成了正常的黄色。低于上述次数或者颜色明显偏离的，应及时与

正确喂奶姿势要领

- 婴儿的头和身体呈一直线。
- 婴儿的脸对着乳房，鼻尖对着乳头。
- 母亲抱着婴儿贴近自己的身体（三贴）。
- 母亲不仅托着婴儿的头及肩部，还应托着他的臀部。

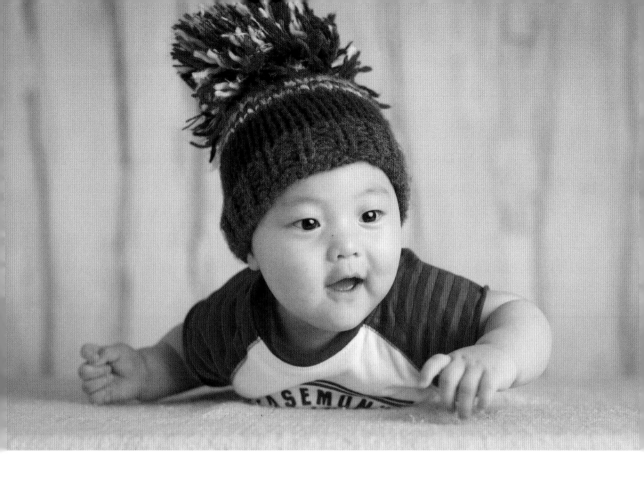

医护人员联系。

■ 纯母乳喂养的重要性

什么是纯母乳喂养呢？妈妈用自己的乳汁喂哺宝宝，不添加任何食品和饮料，包括水。实现6个月内纯母乳喂养。

新妈妈挤出的奶，最好不用奶瓶喂养，可用小杯子喂哺，避免产生乳头错觉。乳头错觉一旦产生，纠正起来特别困难。

■ 产后1小时内开始母乳喂养

新妈妈生产后，护士在查房时会问她是否在产后进行皮肤接触及持续的时间，婴儿出生后多长时间喂的奶，喂了多长时间。

要保证在1小时内喂奶。除母乳外，禁止给新生儿吃任何食物或饮料，除非有医学指征。这个前面我们已经说过了，如果确实需要额外添加，那一定要在医生的指导下，有医嘱的情况下再去做。有的家庭先用奶瓶给宝宝吃了奶，这样会造成错觉，宝宝就不认妈妈的乳头了。

■ 避免乳头混淆

用勺或杯子喂的时候，里面有一点

奶，不要给宝宝倒入口中，而是让勺或杯子接近宝宝的口唇，让宝宝自己去吸吮。这样也是避免乳头错觉的一种方法。

奶瓶吸奶与吸母乳有本质区别，一旦发生混淆，纠正过程是艰难的，容易前功尽弃。所以新生儿父母一定要多加注意，主要在预防，不要造成这种问题。宝宝哭闹的时候，让他先吸吮妈妈的乳头，当他感觉不对，开始哭的时候，就哄一哄他，然后再拿乳头刺激他，让他吃。如此循环

往复，才能逐渐治好。但这需要妈妈和爸爸有很大的耐心和毅力。

有的时候妈妈确实不能在宝宝身边喂母乳，这个时候怎么办呢？有一位妈妈想出了一个办法。她要去外地出差，就提前把自己的奶挤出来放在冰箱里储存起来，找来我们平时打点滴时用的那个带针头的小细管，把针头部分剪掉，一头插在有奶的杯子里，请家里的老人帮忙，另一头用胶带粘在老人的乳房上，这样宝宝吸的是

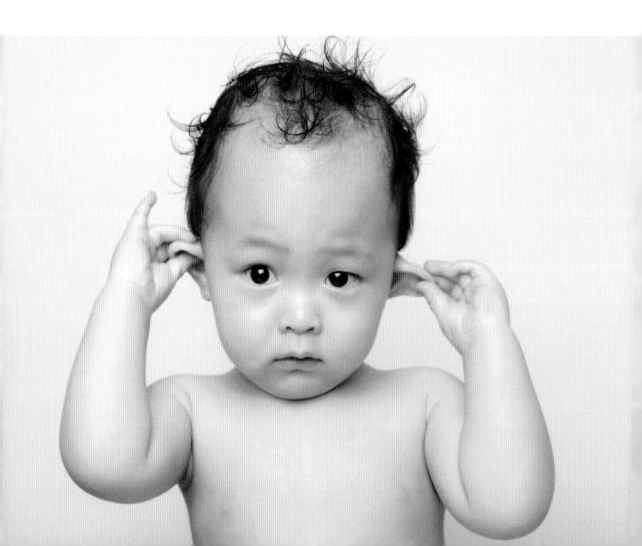

人的乳房，而奶则从杯子里通过导管被吸进来，避免宝宝产生乳头错觉。

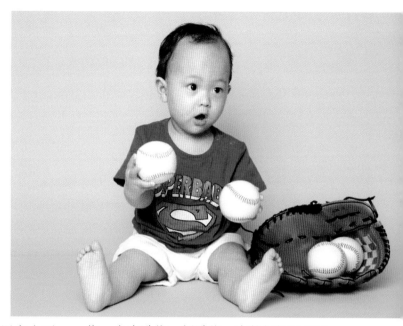

24小时母婴同室

实行24小时母婴同室，这就是指宝宝不跟妈妈分开，一定要分开也不要超过1小时。如果真的分开，病例上都需要有记载。回到家后，不要人为地把宝宝和妈妈分离。另外，加强对剖宫产的妈妈术后护理，因为妈妈活动受限，所以家人要提供帮助。

不要给母乳喂养的新生儿吸人工奶头，或使用奶头作安慰物，这会使婴儿产生乳头错觉。母乳喂养是需要持续的，大家共同努力，促进母乳喂养。

提升母乳喂养技能

母乳喂养技能指导主要包括喂奶姿势、含接姿势和挤奶方法，我们会逐一为大家讲解。

喂奶姿势

喂奶姿势有以下几项原则：妈妈体位舒适、身体放松，不要紧绷。喂奶可取坐位、半坐卧位、侧卧位。有的妈妈喂奶特别累，她坐着喂奶时，身体弓着，肩膀斜着，去喂奶。妈妈要先让自己舒服，然后再给宝宝喂奶。

侧卧位

我们先来看一下躺着要怎么喂奶。不管是自然产还是剖宫产，回到病房后妈妈都很辛苦、很疲惫，所以24小时内基本都是卧床，以休息为主。

躺着喂奶，要先帮助妈妈舒适放松地躺下，妈妈侧卧位，头枕枕头边缘，手臂上举放在枕头旁，另一只手扶着宝宝的臀部和后背，不要按着他的头，婴儿的头要能自由活动。

坐位

白天妈妈常常坐着喂奶，坐着喂奶有

三种方式：摇篮式、抱球式、交叉环抱式。

摇篮式也叫怀抱式喂奶，是最常见的喂奶方式。坐位哺乳原则是：两肩放松，座椅高度要适宜，如果椅子特别高，时间久了容易感到疲劳，因此可以给妈妈准备一个小脚凳。座椅有靠背，可利用垫子或枕头垫在自己抱着宝宝的胳膊的下方，这样妈妈不会太疲惫。让宝宝枕在妈妈的肘窝处，手托着他的屁股。

抱球式喂奶也叫橄榄球式喂养，可以想象一下篮球或橄榄球运动员抱着球的样子，将宝宝放在腋下，宝宝的身体躺在枕头上，头枕在妈妈的手上，妈妈另一只手托着乳房帮助婴儿含接。

有些家庭是双胞胎，这样我们建议可以缩短时间，妈妈左右各抱着一个宝宝，让宝宝吸吮，让他们一起吃奶。

有的妈妈习惯用一侧乳房喂奶，宝宝也习惯这个姿势，换到另一侧后宝宝吃不好，妈妈也很着急，就又回到习惯的那一

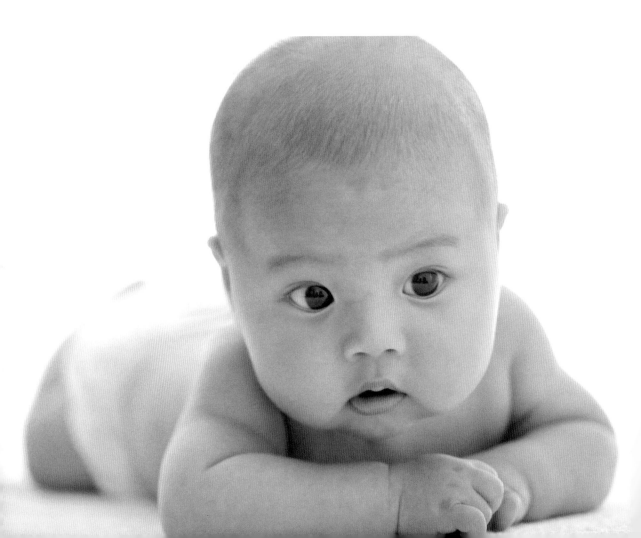

边后喂奶，但这样对妈妈的乳房是不好的，导致乳房一大一小。因此喂奶的姿势要均等，左右两边都要喂到。如果换另一边就是喂不好，可以采取交叉环抱式喂奶方法。妈妈用前臂托住宝宝的身体，宝宝的头枕在妈妈手上，妈妈用手托宝宝的头部，可用枕头帮助托住宝宝的身体，让宝宝吸手臂对侧的乳房，要注意的是另一只手托起乳房而不是将宝宝的头推向乳房。

我们要把握正确喂奶姿势要领，宝宝的头和身体呈一条直线，这里的头指的是后脑勺。宝宝的脸对着乳房，鼻尖对着乳头，妈妈抱着宝宝贴近自己的身体，胸贴胸，腹贴腹，下颌贴乳房，这就是俗称的"三贴"。妈妈不仅托着宝宝的头及肩部，还应托着他的臀部。但妈妈的手不要推着宝宝的头，扶着就好，避免宝宝呼吸不畅。

妈妈也要学会正确托着乳房的姿势。妈妈手呈C形分开，拇指放在乳房上方，食指支撑乳房基底部，托起乳房。妈妈要把乳

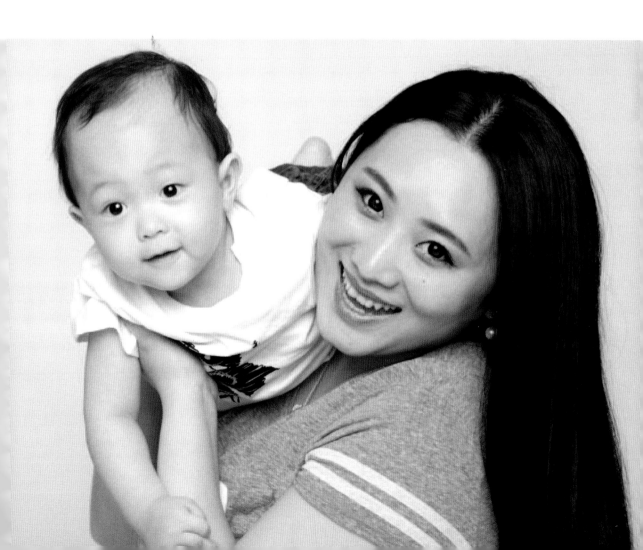

晕让开，不要紧紧捏着乳头。有的人乳房比较瘪，妈妈可以稍稍挤一下乳房，改变形状，便于宝宝吃奶。如果妈妈的乳汁特别多，为了避免宝宝呛奶，可以用剪刀手的方式，食指和中指像剪刀一样轻轻夹着乳房，让乳汁慢一点儿流出来。

■■ 含接姿势

含接姿势有三步，首先用乳头刺激宝宝的上唇，宝宝嘴张开，把乳头和大部分乳晕放在宝宝的口中。具体方法是：用乳头刺激宝宝的上唇，让他的下颌贴近乳房，宝宝嘴张得很大，下唇向外翻，妈妈将乳头及大部分乳晕放入宝宝口中，宝宝的舌头呈勺状环绕乳晕，面颊鼓起，开始吸乳头。宝宝口腔上方乳晕比下方多，宝宝慢而深地吸吮，突然暂停可看到或听到吞咽声。

含接姿势之所以重要，是因为乳头和乳腺的结构决定了如果姿势不对，会导致乳头皲裂。乳腺上有很大的乳腺管，宝宝含住大部分乳晕时是压迫乳腺管，

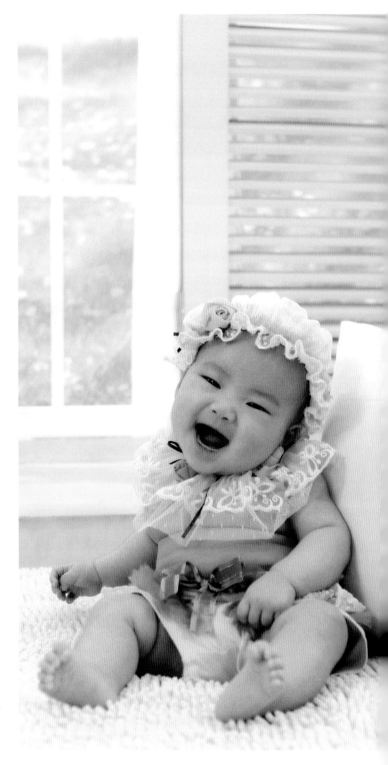

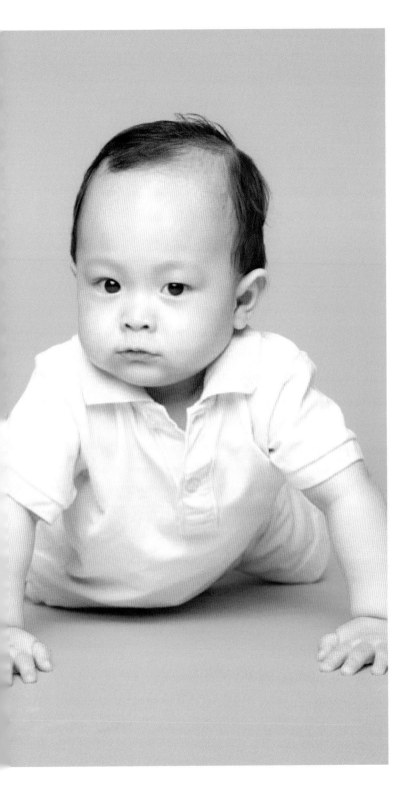

将奶挤进去，才能吃到奶。宝宝只含乳头，未将乳晕放在口中是吃不到奶的。如果宝宝的下颌未接触母亲的乳房，乳汁不能被吸出来，宝宝会哭闹和饥饿。妈妈喂奶时，乳头在宝宝嘴里，刺激了吸吮反射，所以有的妈妈会觉得宝宝吃饱后放松下来，但一拔乳房宝宝就不松口。这时妈妈可以把自己的小手指清洗干净，放在宝宝的口唇边上，轻轻下压，然后把乳头拿出来。另外，要避免宝宝的鼻子被乳房组织遮挡，影响宝宝呼吸。

含接姿势错误等于无效劳动，哺乳时乳头疼痛导致乳头皲裂，宝宝饥饿哭闹导致体重不增加，妈妈乳房胀痛，影响下奶。

▓▓ 挤奶的方法

首先来了解一下挤奶的目的。妈妈或宝宝有特殊情况，需母婴分离时，妈妈应该定时挤奶，保证泌乳。上班后有的妈妈坚持母乳喂养，也应该定时挤奶。另外，为了减轻乳房肿胀，保持乳腺管通畅，也应该挤奶。

挤奶前要准备的物品有：清洁的大口容器1个、干燥毛巾1条、吸奶器1个。吸奶器不是必备的，在自己用手挤不好时可以准备。

物品准备好后就可以开始挤奶了。妈妈洗净双手，坐或站立均可，以自己舒适为准。如果妈妈的奶太胀，不容易挤，可以用温热毛巾围在乳房周围3~5分钟，去掉毛巾后，一手拇指与其余四指分开，托住乳房，另一手的大小鱼际螺旋式按摩乳房，有硬结的地方重点揉一揉，力度从轻到重。刚开始挤的时候，可能没有乳汁分泌，没有

关系，两侧乳房交替进行。妈妈的乳房要精心呵护，不要过于用力地按摩。

不需要按摩的妈妈，可以直接挤奶，把容器放在乳房的下方，妈妈一手托住乳房，按压乳晕部分转圈挤奶，直到乳房松软，感到不胀了。如果乳汁特别多，只要挤到自己感到舒服，不胀了，就可以了，不用挤干净。

挤奶时，拇指及食指相对，放在距乳头根部2厘米处，其余手指托住乳房。一侧乳房至少挤3~5分钟，一压一放，如此循环反复再挤另一侧，整个过程约持续15分钟左右。挤奶特别困难的妈妈时间才会比较长。

在母婴分离的状态下，什么时间挤奶呢？要在分娩后6小时内开始挤奶，每3小时挤1次，注意夜间也要挤奶。

另外还有一些注意事项，妈妈一定要了解。首先要保持室温，避免过于暴露，不要让妈妈着凉。按摩力度要适宜，切忌用力过强，让妈妈产生恐惧。手在乳房上不要滑动或摩擦，乳房上的皮肤很娇嫩，总摩擦会伤害皮肤。也不能挤压乳头，每个方向都要挤到。挤出的乳汁要冷藏或冷冻保存。这样妈妈不在宝宝身边时，宝宝也有乳汁可以食用。

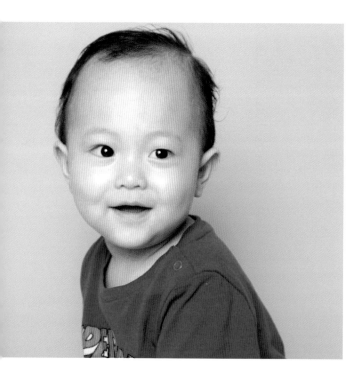

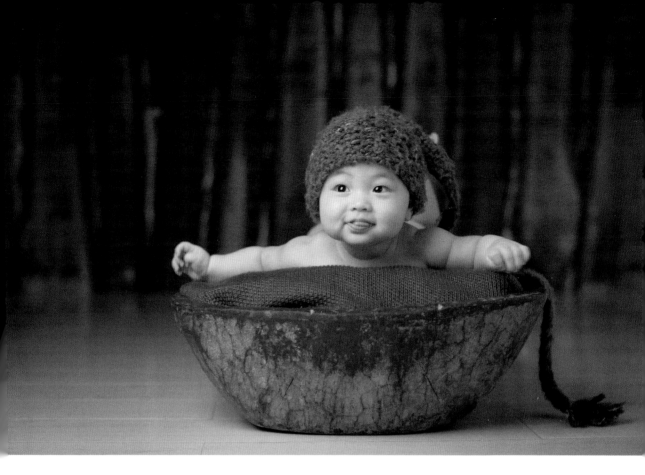

■ 乳汁的保存

乳汁要如何保存呢？新鲜的母乳在室温25℃以下可以保存6~8小时，夏天时间会缩短。冰箱冷藏室里4℃恒温下可以保存24小时，冷藏室有隔层的话，最好与其他的食物分开放。冰箱冷冻室_18℃以下，可以保存3~6个月。但我们建议妈妈给宝宝喝奶时要从新鲜到冷冻，从前向后用，尽可能用新鲜的。所以容器上一定要标上挤奶时间。

冷藏或冷冻的奶该如何加热呢？要自然解冻，隔水加热，热水的温度不宜太高，最好在60℃~70℃。不能使用微波炉，也不能用火加热，会破坏营养。解冻后不可重复冷冻，解冻后如果需要再冷藏起来，在冰箱冷藏的时间也不要超过24小时。

母乳喂养至少坚持6个月，最长可以持续至2岁或以上。妈妈会遇到方方面面的困难和阻力。通过以上的学习，妈妈应该可以用自己的能力去解决掉。

母乳喂养常见问题

母乳喂养常见的问题有以下这些：乳头凹陷、扁平，剖宫产后哺乳，乳头肿胀，

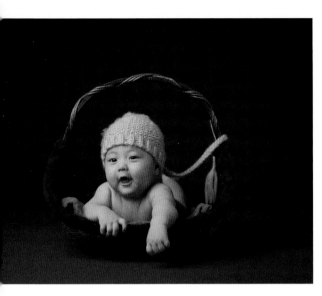

乳头皲裂，母乳不足等。我为大家一一详细解读，为母乳喂养的妈妈提供帮助。

■ ■ 乳头凹陷、扁平

每个妈妈的乳房都不一样，有些人的乳头凹陷进去，宝宝没有办法含接。医生在孕期会帮妈妈看一下。有的妈妈乳头没有完全凸出来，比较扁平，妈妈们也会担心宝宝含接会不会有问题。那首先我们要来识别一下自己是不是真正的乳头凹陷。有些人莫名其妙地担心自己会不会有问题，但要先找医生确认一下，再决定下一步怎么样。

如果乳头不是特别长，不是凹陷，只是扁平一些的话，那妈妈可以不用担心，因为宝宝吸吮时是把乳头和大部分乳晕都含在嘴里，形成"长奶嘴"，乳头仅占"长

奶嘴"的1/3。就像市面上买到的奶瓶上的奶嘴一样。这里的关键点在于乳房的伸展性，就是稍稍拉一下乳头和乳晕时，皮肤的弹性很好，轻轻拉时可以拉动。

有些人乳头凹陷，孕期是不是要纠正一下呢？但是如果操作不当，牵拉乳头可能会起反作用。因为孕期一般不让刺激乳头，是因为乳头上有很多神经，如果过度刺激，容易导致早产。孕期纠正效果不是很好，因为孕期可能戴着胸罩，纠正完后再戴胸罩，就又回去了。

这里给大家介绍一个效果很好的方法。当产后需要喂奶的时候，喂奶之前，先牵拉乳头产生泌乳反射，待宝宝口张得很大时，迅速含接整个乳头、乳晕。宝宝吸奶时，必须将乳头和乳晕含住。

尽量不要让乳房太胀，因乳房太胀以后，宝宝更不易含接。妈妈一定不要使用奶瓶和奶嘴，避免乳头错觉的发生。

■ ■ 奶胀

奶胀并没有发展到乳腺炎的地步，所以在早期发现的时候就要及早地护理，避免发生乳腺炎。有的妈妈奶胀得特别厉害，乳房青筋毕露，十分硬，而且因为疼不让碰。有的人胀痛的地方除了有青筋暴露的血管，还有红的地方，并局部有硬结。所以我们要主动避免这种问题的发

生，一旦发生后只能被动地去帮助妈妈们缓解。

发生奶胀的原因是因为妈妈乳汁多，开奶晚，乳汁在里面淤积，没有排出来，所以应该让宝宝频繁地去吸。也可能是因为含接姿势错误，或者妈妈选择了定时喂奶，即便乳房胀痛，也没有让宝宝喝奶。按需哺乳是哺乳的原则。

奶胀的后果就是发烧，发烧后再不管它，就会发生乳腺的炎症，变成乳房脓肿，妈妈一定要提早预防，及时排空。所以一定要早吸吮，母婴同室，按需哺乳，用正确的姿势喂宝宝。记熟这些，避免发生问题。

如果发生了奶胀，我们的建议是不要让乳房闲在一边，而要让宝宝频繁地去吃，靠着宝宝来给它吸吮通。宝宝吃奶时是很用力的，能够帮助妈妈疏通乳腺。另外，也可以求助于医护人员来帮助挤奶。

现在市面上有很多的服务越来越完善，本来这是一件好事，但妈妈一定要选择专业的人员。如果是家人帮助进行，一定要记得首先安抚妈妈的情绪，因为妈妈很疼痛，十分难受。另外家人的动作一定要轻柔，不要伤害到妈妈。现在市面上有个别情况，按摩者会过度用力帮妈妈揉奶，这样是会伤害特殊的乳房组织的。所以妈妈一定要提前做好准备，选择专业的

医护人员来进行帮助。

■ 剖宫产后哺乳

剖宫产妈妈的母乳喂养往往是滞后的，等发现自己奶胀的时候就已经晚了。剖宫产的妈妈因为身体原因，可能喂养不是特别方便，或者家人很心疼产妇，想让她休息休息，这反而对妈妈不好。所以要以预防为主，在最早的时间让宝宝接触妈妈，产后早接触、早吸吮。麻醉消失后，妈妈可采用侧卧位，让宝宝躺在床上侧卧

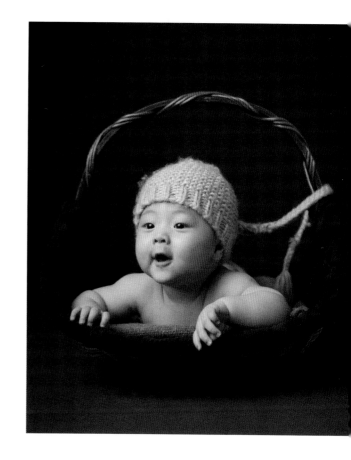

吸吮乳房。家人可以协助她把宝宝的姿势摆好，鼓励按需哺乳，特别是夜间让宝宝频繁地吸吮。

剖宫产还有一个特殊点，因为妈妈身上有伤口，所以在抱着宝宝的时候，母亲可采用抱球式喂哺宝宝，避免伤口受压或受伤。

■■ 乳头皲裂

这是一个重要的问题，乳头皲裂就是乳头上有裂口，妈妈喂奶特别痛苦。如果喂奶时妈妈感到疼痛，千万不要忍着，一定要查找原因。哺乳时疼痛是因为含接姿势错误，持续后果就会导致乳头皲裂。乳头皲裂预防首先就是要纠正含接姿势，如果发生乳头皲裂，可以用自己的乳汁涂抹在乳头上，在空气中晾干，来保护乳头。如果是严重皲裂，可以用乳头保护器，遵医嘱用药。

喂完奶后，妈妈就要戴上胸罩，但胸

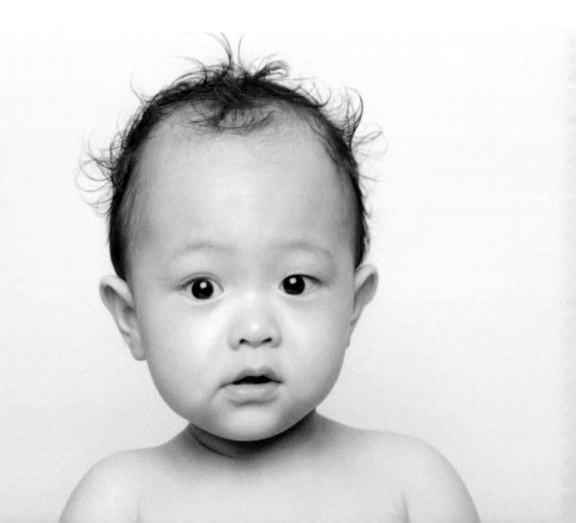

罩会摩擦乳头，加重皲裂，这时可以借助乳头罩，套在乳头上，让它悬空，这样可以保护乳头。

有的人觉得自己的乳头大，不好含接。这种情况下可以先让医生看看。有极个别的早产儿可能含接是比较困难，这种情况就要求助于医生的帮助。有的妈妈的奶头确实非常大，这时也可以求助于医疗器械，来帮助宝宝含接。所以妈妈们不要担心，针对特殊人群都有特殊的帮助，因此一定要尽可能低坚持母乳喂养。

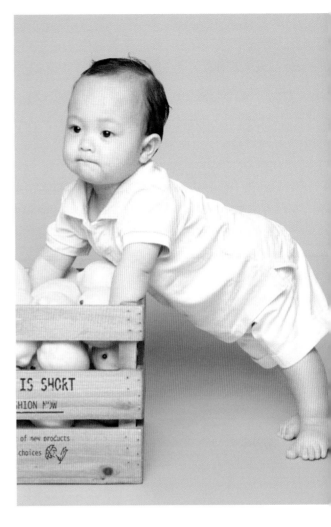

特殊情况下的母乳喂养

这里特殊情况主要指的是为患病的母亲提供母乳喂养的帮助。妈妈一旦生病，如何坚持母乳喂养呢？我们下面来逐一讲解。

这里我们主要讲一下几种疾病：甲肝、乙肝、艾滋病、感冒、妊娠合并糖尿病、巨细胞病毒感染，以及需要用药的其他疾病。

首先来看看甲肝，甲肝如果是急性期，我们建议隔离，暂停母乳喂养。要定时挤奶，3小时挤1次，保证乳汁分泌，宝宝要接种免疫球蛋白，增强免疫力。隔离期过后，继续母乳喂养。

乙肝病毒DNA呈阳性和大三阳，肝功能正常时，在高效价乙肝免疫球蛋白和乙肝疫苗双重免疫下，可以母乳喂养。肝功能不正常、妈妈乳头皲裂，或者婴儿口腔溃疡的话，为了避免感染，则不建议母乳喂养。

艾滋病虽然比较少，但我们也要讲一下。对于艾滋病病人，我们提倡人工喂养，不主张、避免母乳喂养，因为可能会增加宝宝感染的机会。如果妈妈十分希望母乳喂养，可以找医生寻求建议与帮助，喂养不要太久，不能超过半年。如果艾滋病妈妈母乳不足，需要添加配方奶，这时宝宝感染的概率会大大增加，妈妈一定要注意，如果坚持母乳喂养，就一定要纯母乳喂养，杜绝混合喂养。

妊娠合并糖尿病的妈妈要注意，母乳喂养对糖尿病母亲有特殊的好处。妈妈喂奶时心情愉悦，能够缓解精神压力，减少婴儿成年患糖尿病风险，减少母亲治疗所需胰岛素用量，因为妈妈在产奶时要消耗一定的热量，可以有效缓解糖尿病症状。

我们一生最容易得的病就是感冒，妈妈感冒如果没有用药，可以继续母乳喂养，喂奶时可以戴口罩，可以避免传染宝宝。如果用药，要注意看说明书或遵医嘱。如

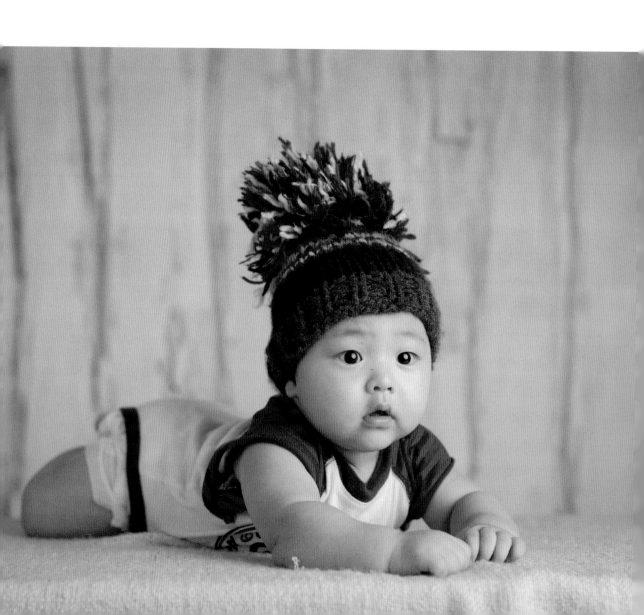

果写着哺乳期的妈妈禁用，那就真的不可以使用。感冒最好的方法就是多休息，多睡觉，多喝水。冬天可以喝姜糖水，多吃富含维生素C的食物。

如果妈妈病了，去医院看病，一定要告诉医生自己在哺乳期，这样医生可以对症下药，不要自己盲目用药，一定要问医生自己能不能吃药。用药应在哺乳刚结束后，并尽可能与下次哺乳间隔4小时以上。乳母必须用药又缺乏安全保证时，建议暂停母乳。停掉母乳时也一定不要忘记定时挤奶。

如果妈妈需要输液，一定要问清楚医生所用药物是否影响哺乳，如果影响，也要问医生用药后多长时间可以开始喂奶。

每种药在体内的代谢时间不一样，所以一定要问清楚。

有一个妈妈来咨询，说自己做过丰胸术，不知道能不能喂奶。这种情况下，我们会建议先去医院做检查，看是否适合母乳喂养，如果不适合的话就要避免。

每次我们都要告诉年轻的妈妈们，乳房长在我们身上，不光是为了美，它还有自己独特的功能。年轻的女孩们不要为了美而人为地去改变它，因为到了需要母乳喂养时，会出现各种各样的问题与风险。妈妈也要做好青春期的教育，不要盲目地去做手术。

母乳喂养 Q&A

1. 问：我听说有一种叫漏奶的现象，就是一边喂，另一边不断地往下流，请问这是什么情况？

答：这种状况其实特别常见，胀奶是因为乳腺管不通畅，如果漏奶，说明乳腺管是通畅的。当你产生泌乳反射时，大脑不会指挥具体左边还是右边来分泌，两侧乳房一定是同时分泌的。如果产生这种反应，可以用手轻轻地揉一揉乳头，或者借助容器来把奶接住储存起来。

如果在上班时突然奶胀，建议大家在胸罩上戴防溢乳垫。

2. 问：我听说乳房里的奶喂完之后不能挤出来，得留着下顿吃。这样是正确的吗？

答：我们的乳房不是银行，奶是越吸越多的，奶胀的时候吸到舒服为止就可以，奶少的时候可以多吸，刺激泌乳。

3. 问：母乳喂养时妈妈和宝宝用补钙吗？

答：宝宝不需要补钙，只补充维生素D即可，可以从宝宝出生15天开始补，每天400国际单位。妈妈要坚持补钙。

4. 问：产后需要锻炼、运动，我听人说锻炼后的奶不能给宝宝吃，是真的吗？

答：不是的，可以把前面的奶稍稍挤出一些，后面的奶就可以给宝宝吃了。不能让宝宝饿着。

5. 问：我恢复月经了，还有奶，还能喂吗？

答：有可能月经恢复后，奶量会减少。妈妈有多少喂多少即可。不用过度担心。

6. 问：要怎么断奶呢？

答：现在断奶难，是因为在不该断奶的时候断了。这样自然是很艰难的。妈妈跟宝宝通过母乳之间的这种亲情还是非常必要的。如果妈妈要给宝宝断奶，至少要喂6个月，如果需要断奶，还要提早一个月做精神准备。断奶对妈妈和宝宝都是一种精神上的折磨。要循序渐进地断奶。如果宝宝现在每天吃4顿奶，可以逐渐地减少到3顿，一点点断。有一些妈妈为了不让宝宝吃奶，在乳头上涂辣椒、芥末等，这种做法是特别不正确的，对宝宝伤害很大。

断奶时也会产生另一个问题，就是母婴分离，有的妈妈为了断奶，跟宝宝不住在一起，这对妈妈其实是不好的，妈妈会产生很大的压力，宝宝突然离开妈妈，也会不安、焦虑。如果断奶，一定要给宝宝更多的爱。这时需要爸爸和家人帮忙，多跟宝宝玩，多跟他沟通，让他知道还有很多方法可以获得爱，不用一定要妈妈来喂奶。

有些人会用药断奶，但药会通过乳汁带给宝宝，我们十分不建议妈妈这样做。

断奶后，可以在中药房买芒硝，包在包里，敷在胸罩内，奶就慢慢地回去了。妈妈也可以多吃含麦类的植物，奶也会回去，比如麦片、大麦茶等。

夏天是不宜断奶的，小宝宝哭闹容易长痱子。也不要在换抚养人时断奶，宝宝会有不安全感。宝宝生病的时候也不要断奶。如果这时给他断了母乳，不易消化，病情会更严重。

7.问：上班之后如何坚持母乳喂养？

答：有一些妈妈上班后要母乳喂养，就遇到了麻烦。妈妈是很不容易的，要克服重重困难，所以，我们呼吁单位能够为女性员工提供一个私密的空间，来让妈妈哺乳。

在最后，我们希望社会上能为我们的妈妈们提供一些必要的帮助，让妈妈们有信心、有条件进行母乳喂养，让宝宝也能够健康、快乐地成长。

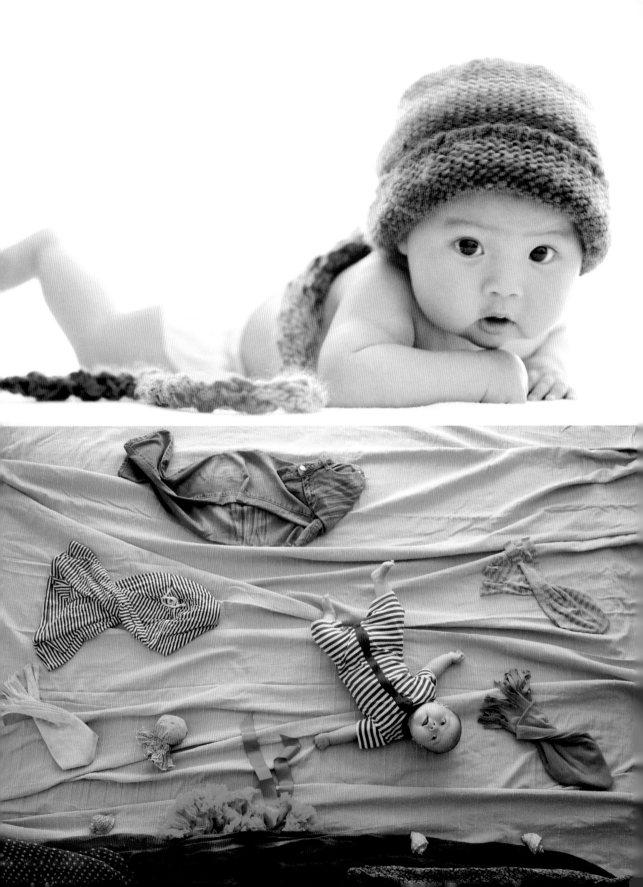

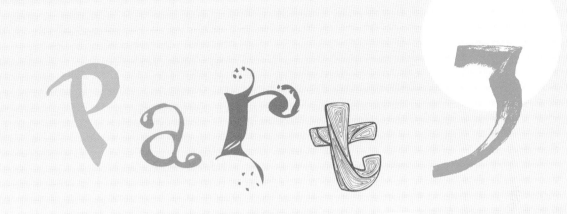

Part 3

第3课

新生儿保健与观察

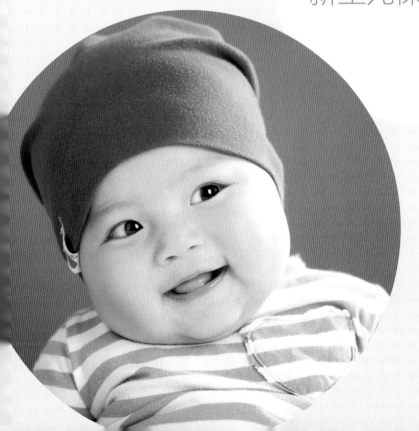

了解新生儿 ....🐛

宝宝出生来到妈妈身边，如果你不了解养育宝宝过程中的各种问题，会感到束手无策，自己再休息不好，会有很多焦躁情绪，坐不好月子。如果你学会了这些知识，就能得心应手地处理出现的问题。

■ 什么是新生儿

新生儿是指出生28天以内的宝宝。宝宝出生后，助产士处理完脐带会把宝宝抱给妈妈看，问妈妈是男孩还是女孩，所以妈妈第一眼看到的不是宝宝的小脸，而是宝宝的小屁股。新生宝宝出生的体态是上手上举，呈W形，腿部是弯曲的，呈M形。在妈妈肚子里的十个月，宝宝已经习惯了这样的姿势，所以出生后还是保持这样的姿势，因此妈妈不要给宝宝捆绑。

■ 什么是足月儿

满37周到42周出生的宝宝都叫做足月儿。如果宝宝在37周之前就出生了，来到妈妈身边，就叫做早产儿。早产儿的护理和足月宝宝的护理是不一样的。

■ 新生儿的正常体重范围

一个宝宝的出生体重在什么范围内算正常的呢？在2500克~3999克之间算正常。如果宝宝是足月的，但是体重低于2500克，这样的宝宝叫做足月低体重儿。如果足月的宝宝体重超过4000克，就叫做巨大儿。巨大儿在远期可能会发生很多并发症，还要警惕肥胖等现象。因此，宝宝的出生体重并不是越重越好。

■ 新生儿的身长

男婴的平均身高约为50厘米，女婴的平均身高约为49厘米。

■ 生理性体重下降

新生宝宝出生后体重会下降，这是生理性体重下降。为什么新生宝宝会出现生理性体重下降呢？首先，宝宝在妈妈肚子里时生活在羊水里，分娩后体内的水分会蒸发出一部分。其次，宝宝刚出生后妈妈的乳汁是不足的，前一两天宝宝的入量少，但是又要排泄，排出胎便和小便。体重下降在出生后3~4天会比较明显。这种体重丢失不能太多，一般为出生体重的6%。如果体重下降超过7%的时候，临床医生会密切观察，判断是否需要给宝宝补充入量。如果超过出生体重的10%，就叫异常体重下降。这时医生会帮助妈妈诊断和处理，妈妈不用担心。宝宝出生后7~10天会出现体重回升，因为这时母乳也多了，宝宝的体重就会逐渐上涨。

1岁以内宝宝体重增长的规律

1岁以内婴儿每月体重增长

月龄	体重
0~1个月	>600克
1~3个月	700克~800克
3~6个月	600克
6~12个月	250克

妈妈们非常关心宝宝体重的增长，也会将自己的宝宝和其他宝宝进行比较。宝宝满月时体重增长超过600克，就属于正常增长。1~3个月宝宝的体重增长平均每月700克~800克。3~6个月宝宝的体重增长平均每月600克。宝宝6个月以后要加辅食了，加辅食后体重的增长变得缓慢，平均每月250克左右。在常规体检时，医生会给宝宝测量体重。宝宝出生后有一个绿色封皮的体检手册，在手册的后面有宝宝体重增长曲线和身高增长曲线，如果宝宝的体重和身高在曲线范围内，妈妈就不用过多地担心，不要一味地追求上限。有的妈妈看见别人家的宝宝体重增长了1000克，而自己的宝宝才增长了700克，就开始焦虑，其实体重增长不是越快越好。

有的家长问如何自己在家给宝宝称体重，最简单的办法就是家长先站在电子秤上称一下自己的体重，然后抱着宝宝穿同样的衣服再称一下体重，2次的体重差就

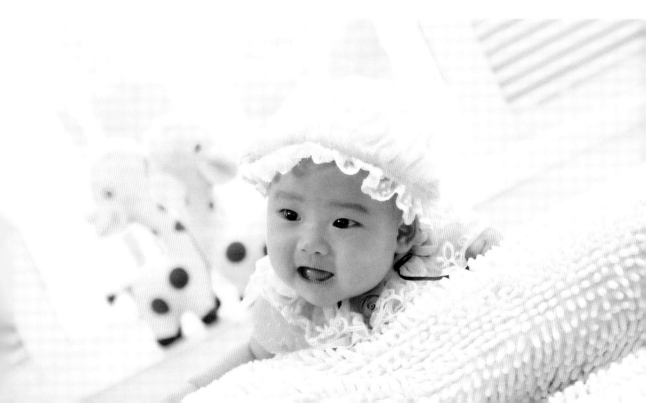

是宝宝的体重了。过去没有电子秤，有的家长就把宝宝用包袱皮包好，然后放进杆秤中称量。现在各家都有了电子秤，给宝宝称体重就很方便。电子秤称量的结果也很准确。我自己每天都称体重，所以感触比较多，也教给大家这个简单的小方法。

新生儿的生命体征

生命体征包括体温、呼吸、心跳，新生儿的这三方面是需要观察的。

■ ■ 体征一：体温

小宝宝出生后，体温调节中枢的发育是不完善的，很容易受外界因素影响。如果外界温度高，宝宝的体温也会上升。所以当宝宝体温升高时，家长首先要留意宝宝所处的环境温度是不是过高。外界环境温度过高或过低，都可能对宝宝造成威胁。妈妈们经常问我："席老师，现在的温度我应该给宝宝穿多少、盖多少呢？"我一般会反问妈妈，你现在穿什么、盖什么。衣服和被子要根据季节和温度来进行灵活调整。宝宝出生后，家长们最害怕的问题就是宝宝受凉，因此一层又一层给宝宝遮盖。如果家长们自己穿得很少，却给宝宝盖得很多，这时宝宝就会不舒服，就会哭闹。

我在病房遇到过一个宝宝，总是哭闹，却找不到原因。我去查房的时候发现他的爸爸只穿了一件背心，而宝宝却穿盖了很多层。我对宝宝爸爸说："你看你自己穿了什么，又给宝宝穿了什么？宝宝不舒服，就会哭闹。"我们在医院经常说的一句俗话就是给宝宝打打包，打包就是把宝宝的衣服解开，不要让他太热了。爸爸妈妈们还要学会观察宝宝的体温，轻轻抬起宝宝的脖子，把水银体温计放在宝宝脖子下面，每天测1~2次，注意观察。体温高了，找找原因。

家庭发热处理

一旦宝宝发烧，首先要找到原因，看看有没有外界因素的影响。如果有影响，就要改变环境状态，比如给室内降温。其次要排除疾病因素，去医院检查是否是病毒感染或细菌感染。在医生的指导下，体温超过38.5℃才可以给宝宝用退烧药。在医生的指导下，体温如果没超过38.5℃，可以给宝宝进行物理降温，最好的方法就是洗温水澡。把平时洗澡水的温度稍微降低一点儿，比如宝宝现在的体温是38℃，可以用37℃的水给他洗澡，把他身体的一部分热量带走。我不主张给宝宝盲目用退烧药，退烧药的作用原理就是发汗，大量发汗可能会导致宝宝脱水，甚至会引发其他一些危险。

发热家庭处理

排除环境因素，降低室温

及时就诊，切勿自行用退热药

医生指导下退热，洗温水澡

■■ 体征二：呼吸

宝宝出生后，呼吸节律不是很平稳，呼吸次数是平均每分钟40次。我们怎么判断异常呼吸呢？就是呼吸次数超过了每分钟60次，同时可能伴有呼吸困难的症状。我们要排除呼吸道感染的情况，最常见的就是新生儿肺炎。怎么判断新生儿肺炎的早期症状呢？首先，宝宝口周发青，这时家长可以观察上唇和鼻翼两侧；其次，宝宝特别爱呛奶，一吃奶就好像呛到了气管；最后就是口吐沫沫，顺着口角出现类似唾沫的液体。如果出现这些症状，建议家长带宝宝去医院排查早期肺炎。早发现，早诊断，早治疗。

和呼吸有关的另一个现象叫做喉鸣音，宝宝安静躺着床上时，会听见他的嗓子里有呼噜呼噜的声音。有的妈妈说这是宝宝有痰，但是这么小的宝宝一般不会有痰，这其实是气流通过喉软骨时

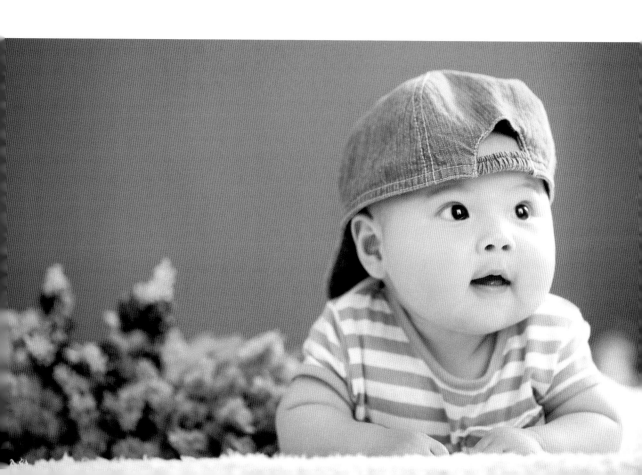

产生的气流的声音。如果宝宝各方面都很好，精神也好，吃奶也好，我们就不用干预，因为这是一个发育过程。如果自己判断不清的时候，可以请医生帮忙判断。

体征三：心跳

在孕期，要做宝宝先心病的筛查。每个宝宝出生后，儿科医生也会给宝宝做常规体检，听心、肺。如果医生感到宝宝的心、肺音有问题，会让家长带宝宝去专科医院复查，比如在北京有安贞医院、阜外医院。

新生儿头颅问题

头围

在分娩过程中，宝宝的颅骨会发生变形，所以多数自然产的宝宝头颅都是尖的。剖宫产的宝宝头是圆的。为什么我们要关注宝宝头围的增长？通过什么方式关注？每一个新生儿出生后，护士都会拿尺量宝宝的头围，并在病历上记载。头围就是头部的最大颈线。1岁以内的宝宝头围的增长速度是最快的。我们更要关注早产儿头的发育，在检查时医生会帮助判断。

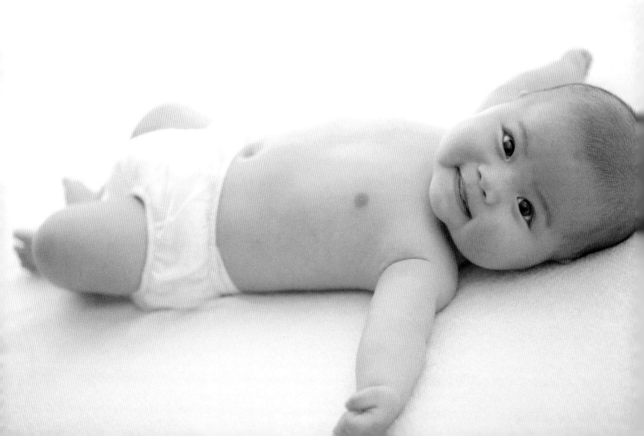

▪ 囟门

家长们要了解宝宝头上的一个特殊部位——囟门。颅骨由6块骨头组成，宝宝出生后由于颅骨尚未发育完全，所以骨与骨之间存在缝隙，并在头的顶部和枕后部形成两个没有骨头覆盖的区域，分别称为前囟门和后囟门。囟门的表面是头皮，其下面是脑膜，其次是大脑和脑脊液。将手指轻放入在囟门上，可以摸到跳动。

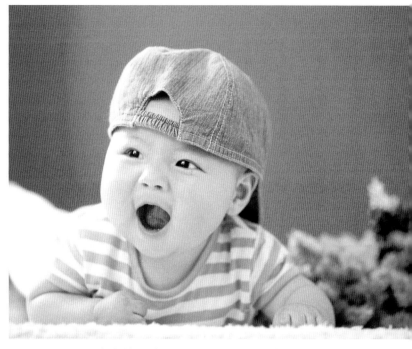

宝宝正常的囟门长度为1.5厘米~2厘米。有的宝宝一出生囟门就大，也有的宝宝一出生囟门就小，这时要跟原始的囟门进行比较，看它的愈合情况。囟门闭合的时间一般为1岁~1岁半，前囟门在宝宝5~6个月时开始变小，后囟门6~8周就闭合了，所以前囟门是我们观察的要点，这也是医生来帮助检查的。有的宝宝1岁半时囟门还没有闭合，这时家长也不用担心，再动态观察到2岁。如果2岁时囟门还没有闭合，家长再带宝宝去医院请医生来诊断。囟门的凸起和凹陷主要观察前囟门，囟门凸起是一个异常信号，一般囟门凸起时宝宝还会有其他症状。囟门凸起的原因有颅内压升高，比如脑膜炎、颅内出血的时候，宝宝还会伴随角弓反张、颈项强直。囟门塌陷一般是由于严重腹泻或者是极个别营养不良导致。宝宝出现严重腹泻时，有的妈妈不愿意带宝宝去医院治疗，导致宝宝严重脱水和囟门塌陷。因此遇到这种情况，家长应该带宝宝去医院进行及时纠正，不要让宝宝发生严重脱水。

▪ 新生儿头部水肿

自然产的宝宝由于经过妈妈的产道，颅骨会重叠，有的宝宝头部会有肿包，这种情况是水肿或血肿。妈妈们不用担心，如果是血肿，消退会比较慢，水肿吸收就

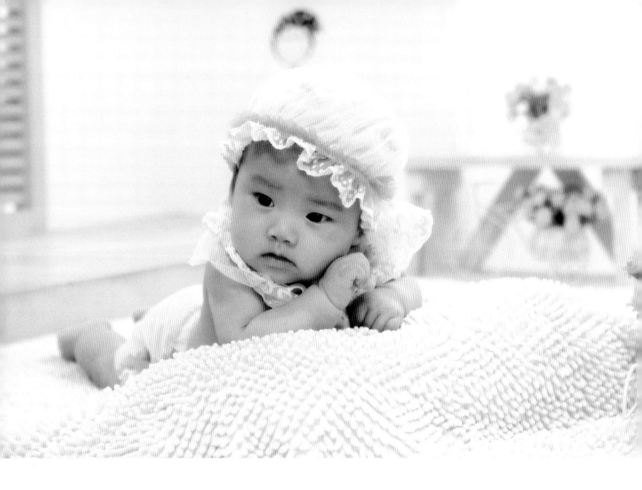

会比较快。一旦医生确诊为血肿，我们就不要用太热的水给宝宝洗头，而改用温水，并且头部不要做按摩。过一段时间，血肿慢慢吸收就没有问题了。

新生儿眼睛问题

下面我们来了解一下宝宝的眼睛容易发生的问题：一是结膜出血；二是新生儿斜视；三是眼睛分泌物多；四是倒睫。

■ ■ 结膜出血

我们先来看看结膜出血，在新生宝宝的球结膜下出现红色小点状东西，有的大有的小，一般不会太大。妈妈一看到宝宝的眼睛有红点就会着急，这其实是毛细血管淤积和破裂导致的，不用管它，过一段时间它就会自己吸收了。所以妈妈不必紧张。

■ ■ 新生儿斜视

我曾在医院看到一个宝宝，当时妈

妈特别着急，说："大夫，你快来帮我看看！"我问她怎么了，她说："我们家宝宝总是睁一只眼闭一只眼。"我安慰她没有关系，但是她还是为这件事纠结，觉得宝宝一会儿右眼睁开了左眼闭上了，一会儿左眼睁开右眼闭上了，从来两个眼睛不一块睁开。我告诉她别着急，再等一会儿，几个小时后，宝宝的两只眼睛都睁开了。这时候妈妈心里的一块石头才落了地。为什么会出现这种情况呢？因为新生儿出生后，眼部肌肉的发育是不完善的，随着宝宝逐渐长大，这种发育才会逐渐成熟。还有的宝宝出生两三个月以后，妈妈发现他的眼睛不对称，一只眼睛外斜，一只眼睛内斜。遇到这种情况时，我们也可以观察一段时间。有一种情况要区别对待，就是不要人为导致宝宝的斜视，就是在宝宝面前放一个玩具，这个玩具固定不动，就容易让宝宝的眼睛一直聚焦，最后导致斜视。所以在给宝宝码放玩具时，要讲究科学。家长把好这一关，就不用太担心了。如果宝宝到八九个月时还是明显的斜视，我们再到医院请医生进行检查，看是否需要进行矫正。

眼睛分泌物多

有的宝宝出生后，眼睛分泌物特别多，严重的情况在早上起床时，宝宝的眼睛都被糊上了。一说眼睛分泌物多，大家会异口同声地告诉我是因为上火了。一个新生儿体内能有多大的火呢？更多的是鼻泪管发育不完善导致的，鼻泪管狭窄或阻塞。在形容成人伤心落泪的时候，会说他一把鼻涕一把泪。这是因为眼睛和鼻腔通过鼻泪管连接，而新生儿的发育还不健全。所以家长们也不用着急，可以拿一条干净的小纱布或手绢，或者是干净的棉签清理分泌物，从眼角内侧内向外去擦。如

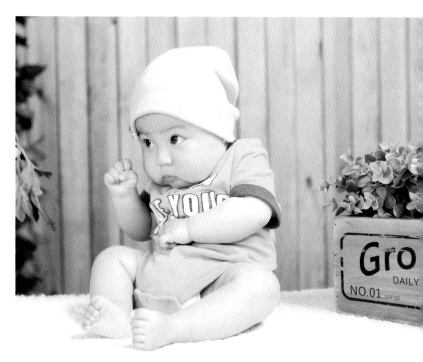

果分泌物特别干燥，可以把纱布或手绢或棉签浸湿，再进行处理。擦完以后可以做鼻梁部的按摩，妈妈用拇指和食指轻轻按摩，就像在做眼保健操睛明穴的按摩一样。也可以做鼻梁部从上到下的按摩。按摩有多大作用呢？不是说按摩完就一点儿分泌物都没有了，按摩可以使宝宝感到舒适，并且加速宝宝发育的完善。

倒睫

倒睫发生的概率不高，但是我在临床上也遇到过几例。妈妈说宝宝总是揉眼睛，把眼睛都揉红了，担心宝宝哪儿不舒服。首先可以查查结膜是否发红，其次是扒开下眼睑，看看睫毛是不是向里长了。这种情况我们可以做下眼睑的按摩，从鼻梁侧向下、向外按摩，让宝宝的下眼睑慢慢放松，因为倒睫一般发生在下眼睑上。新生儿眼泪不是很多，很少看到宝宝哭的时候哗哗流泪。宝宝眼睛不舒服还有一种状况是宝宝眼睛里进睫毛了，这时妈妈可以用清洁水或生理盐水给宝宝滴眼睛，达到冲洗作用。另一种情况是毛细血管斑，毛细血管斑

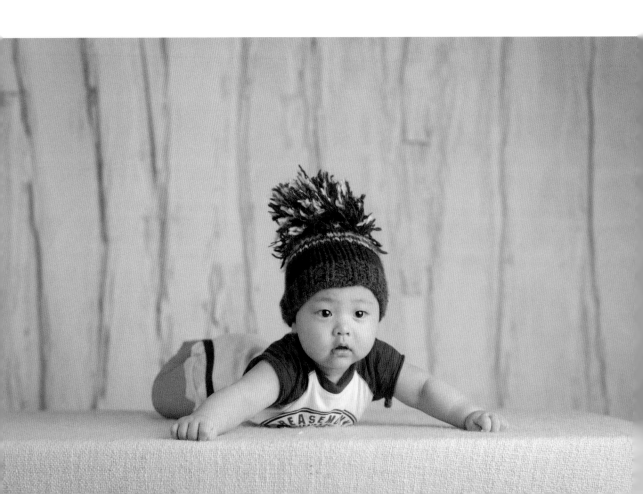

一般长在宝宝的眼睑上，也有的宝宝长在枕骨上，形成的原因是毛细血管聚集。如果拿手压，它就可以褪色，手一抬起，它就又变红了。这种情况家长只需要动态观察，如果有加重的情况，再去找医生。毛细血管斑1岁左右就能消失。

新生儿口腔问题

口腔问题分三个方面：一是吐舌头；二是马牙；三是舌系带。

吐舌头

宝宝出生后，我们把他抱到妈妈身边，教妈妈喂奶，这时会发现有的宝宝舌头往外拱，奶头怎么也放不进去。这时可以让宝宝休息一会儿，过一会儿再去喂就没有问题了。为什么会出现这种情况呢？这是因为新生儿存在伸舌反射，到三四个月时会逐渐消失。有的妈妈还会发现自己宝宝舌苔白，其实这么小的宝宝不用看舌苔，等宝宝到了大月龄甚至幼儿期舌苔还不好，可以再带宝宝去看医生。

马牙

大多数婴儿在出生后4～6周时，口腔上腭中线两侧和齿龈边缘出现一些黄白色的小点，很像是长出来的牙齿，俗称"马牙"或"板牙"。有的长辈非要拿纱布把白点蹭下去，擦不掉的时候有人甚至拿针把它捅破，这是不正确的。马牙不影响今后的长牙，也不影响吃奶，因此无须处理，过一段时间马牙就会消失。马牙是由黏膜上皮细胞堆积而成的，是正常的生理现象。

舌系带

我遇到过一例舌系带的情况，当时我抱着宝宝去病房给妈妈喂奶，在宝宝哭的时候我发现他的舌系带有些问题，舌头抬不起来。我就抱着他去找新生儿科医生，医生处理了一下，很快就好了。舌系带问题最好在出生后三个月处理，体检时医生都会检查舌系带。

新生儿大小便问题

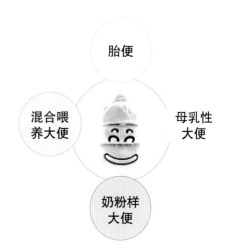

胎便

混合喂养大便

母乳性大便

奶粉样大便

■■ 小便

多半新生宝宝出生24小时会排小便，有的宝宝可能因为入量不足，尿液的颜色发生了改变。成人也是这样，如果喝水少，小便的颜色也会加深、变黄。如果补充了水后，小便的颜色就会改变过来。有的爸爸妈妈拿着宝宝的纸尿裤来医院咨询，问为什么尿裤上留有红色的粉末，没有大便，就是小便留下的。我们看了后告诉他们，这可能是宝宝入量不足导致的，红色的粉末就是尿酸盐结晶。只要给宝宝补足入量，就不会有什么问题，不需要额外的处理。

■■ 大便

大便反映了宝宝消化、吸收的情况，宝宝的大便分为下面几种性质。除了胎便，其余几

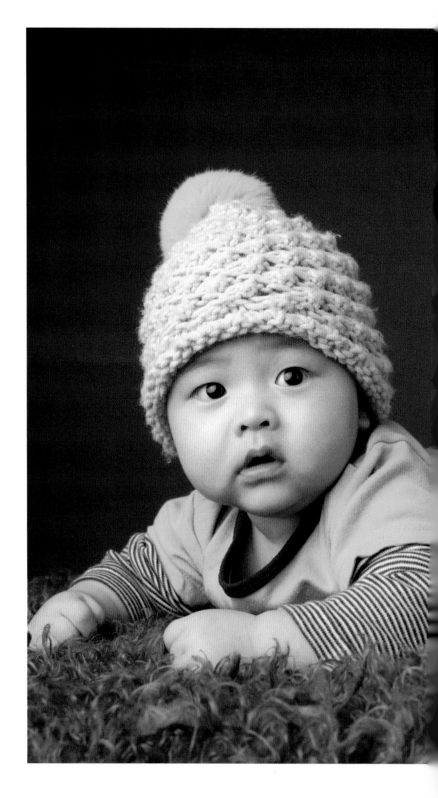

种大便均与喂养有关。影响大便的因素有喂养方式和宝宝的月龄。

影响大便的因素

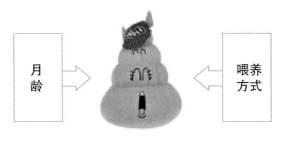

月龄 → 大便 ← 喂养方式

1. 胎便

宝宝出生后，胃肠开始工作、蠕动，因此要第一时间排出胎便。胎便是墨绿色的，而且量比较多，因此对第一次换尿布的爸爸来说是一个考验。这时候妈妈一般躺在床上休息，第一次换尿布的大多是新爸爸或者是其他家人。

2. 母乳喂养宝宝的大便

母乳特别容易被宝宝消化和吸收，所以吃母乳的宝宝大小便次数都特别多。母乳喂养宝宝的大便是金黄色糊状。有的宝宝虽然也是母乳喂养，排出的却是水样便。这时候妈妈会着急，担心宝宝是不是吃母乳腹泻了。这时我们会追问妈妈，宝宝的吃奶是否受到影响，他的体重长得好不好，精神状态好不好。如果宝宝的体重长得特别好，

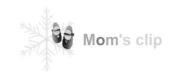

当宝宝的大便出现问题时，最简单的判断方法就是将大便样本送检。用小盒装上大便，2小时之内送到医院检测。大便出现血或黏液时，一定要带宝宝去医院检查。这可能是宝宝发生了感染，比如肠炎、痢疾或是过敏引起的严重腹泻。

妈妈就不用担心了。有一个妈妈为了宝宝的这种情况去医院看了三个月都没看好，吃了好多止泻药都没有用。我问她自己有没有吃太油腻、不易消化的食物，她说没有。我告诉她不用担心，如果宝宝体重增长在正常范围内，添加辅食后慢慢地宝宝的大便就会改变。

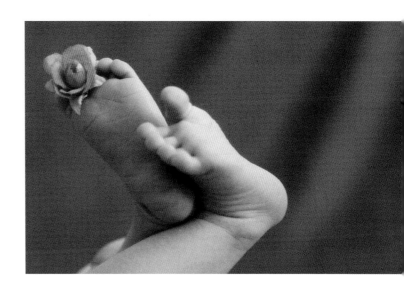

3.奶粉喂养宝宝的大便

有的妈妈由于身体的原因不能实现母乳喂养，纯配方奶粉喂养的宝宝大便应该是淡黄色膏状的，性状像我们每天用的牙膏，用手捏一下，大便是软的。如果大便是硬的，一节一节的，宝宝排便的时候小脸憋得通红，这就是便秘了。

4.混合喂养宝宝的大便

混合喂养的宝宝较难判断，既要从妈妈的角度考虑，比如妈妈有没有吃不易消化的食物，又要从奶粉的角度考虑，做综合分析。现在很多妈妈有一个误区，一旦宝宝的大便出现问题就认为是奶粉不好，然后就换奶粉品牌，换了无数种奶粉，结果依然一样。在这里我想跟新妈妈说，为了避免宝宝出现大便问题，第一时间要提倡母乳喂养。有的宝宝对奶粉不适应，可能会过敏，可能会便秘，可能会腹泻。宝宝长疹子很容易被发现，但是便秘和腹泻很容易被忽视。还有一种情况是奶粉喂养的方法不得当，并不是按需喂养，而是宝宝一哭就喂奶，宝宝的胃肠道得不得休息，最后导致宝宝胃肠功能紊乱。宝宝哭并不代表就是他饿了，还可能有很多别的原因。奶粉冲调的方法也很重要，冲调奶粉时应该先放水后放奶粉，还要掌握奶的浓度和温度。

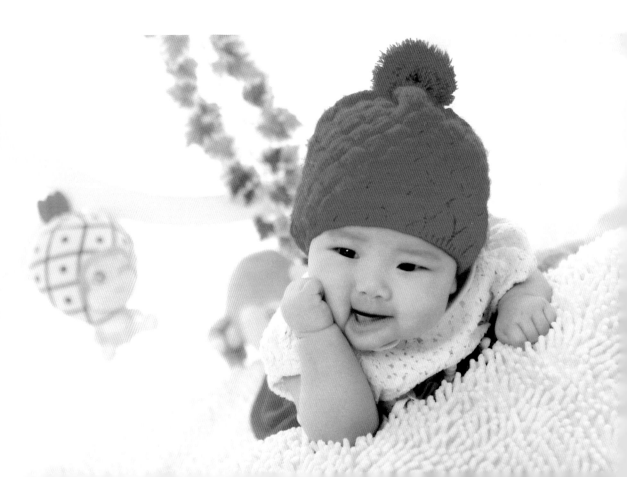

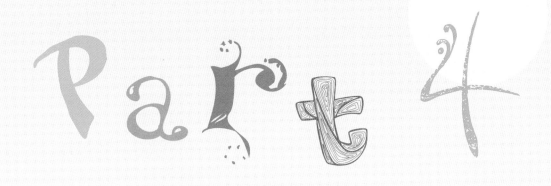

Part 4

第4课

新生儿护理技巧

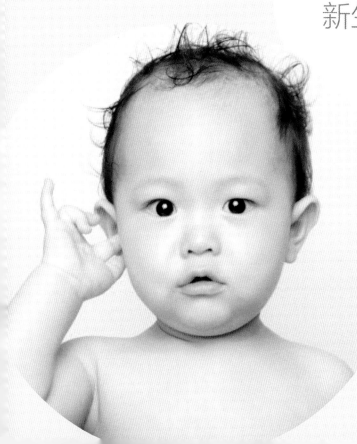

新生儿护理技巧为什么很重要呢？我们是用双手去为宝宝做护理，如果护理不当，可能会对我们的宝宝造成健康影响。影响宝宝健康的因素有很多，如先天因素、妈妈的孕期营养、宝宝后天的喂养、环境、家庭教育等很多因素。现在要讲的则是护理因素会对宝宝产生的影响。

新生儿护理包括：新生儿沐浴、脐带护理、臀部护理、新生儿抚触。这些涉及的都是宝宝的皮肤护理，宝宝的皮肤护理非常重要，如果不注意的话，宝宝耳后容易起疹子，有的甚至会流水，宝宝的大腿根部等细腻的皮肤也容易出现各种问题。

为什么小宝宝的皮肤容易产生问题呢？是因为宝宝的皮肤特点跟成年人是不一样的，一个宝宝出生以后，他所有的器官发育得都不完善，皮肤也是其中之一。新生儿的皮肤比较薄，只有成年人1/10的厚度，护理不当会导致皮肤的破损。皮肤是人体最大的表面积器官，会第一时间接触外界的物质。有害物质接触皮肤以后容易导致皮肤的破损，甚至引起感染。

另外，宝宝的皮肤黑色素细胞比较少，容易被阳光中的紫外线灼伤，如果带宝宝外出晒太阳时不注意，就可能导致灼伤。宝宝皮肤中的弹性纤维也很少，

体温调节中枢差，容易发生汗疱疹、脓疱疹等问题。因此小宝宝更应该注意皮肤的保护。

宝宝爱洗澡

通过给宝宝洗澡，可以观察到他们的皮肤变化。曾经有一位妈妈说，一个月没给宝宝洗澡，后来发现宝宝身上有一层疹子。为什么没有给宝宝洗澡呢？因为爸爸不允许，怕洗澡让宝宝着凉。这种情况下宝宝就很痛苦。

通过洗澡，宝宝的皮肤全部暴露，有一些异常情况可以随时发现。因此，应该注意宝宝的皮肤清洁与护理。

新生宝宝的身体比较软，难以被成年人正确抱住，洗澡就更是难上加难。所以洗澡时都是全家齐动员，一个人无法做到。我们这里要教大家的就是一个人时如何给宝宝洗澡。目前市面上售卖一些给宝宝洗澡的盆，带着一个槽，这种澡盆对于一天天长大的宝宝来说可能不太适合，因为大宝宝在里面不老实待着，盆里的东西很可能会变成一种障碍。因此在家时尽量用一个比较平的盆就可以了。浴兜和座椅在家庭中可能也不太适合，因为宝宝的身体都暴露在水面上的话，容易着凉。

■ 洗澡的目的

新生儿沐浴的目的就是增加舒适感，达到身体的清洁，避免感染的发生。洗澡时任何皮肤的问题都逃不过妈妈的眼睛，洗过澡后宝宝睡觉也会比较舒服。如果宝宝有睡眠障碍，我们都建议妈妈可以在睡前给宝宝洗个澡，这样可以促进睡眠。另外，给宝宝洗澡还可以增加他的舒适度。

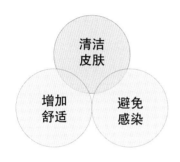

■ 注意事项

洗发精和沐浴露多久用一次呢？宝宝的皮肤上有一层保护膜，沐浴露一周最多用2次~3次，经常性使用会把皮肤保护层破坏掉。洗发水建议每周用2次~3次。家里有条件的话，每天都可以给宝宝洗澡。小宝宝应该多多接触水。如果条件不具备，每周至少也要给宝宝洗1次澡。

准备洗澡水时，要先放冷水，后放热水，避免意外的发生。另外要观察宝宝皮肤的变化，如果有意外情况，则要进行及时的治疗。脐带发生红肿的话，则需要寻找医生

的帮助。洗澡的时间也要注意，宝宝睡觉的时候不要打扰他，也不要在他饿着肚子或者刚吃完奶时给他洗澡，应该在2次吃奶之间，宝宝安静觉醒的状态下给他洗澡。

宝宝的洗澡盆要单独用，不要跟大人的洗澡盆混合用。另外要注意保持室温，不要让宝宝着凉。

洗澡时要注意安全，不要慌张，避免意外情况的发生。

■ 洗澡前的准备

首先，操作人要将双手洗干净，同时检查指甲会不会太长，长的话要剪掉。戒指、手镯等饰品也要摘掉。

家中需要准备一个温湿度计，洗澡时的室温控制在26℃就可以，不要超过28℃。水温控制在39℃~40℃，不要超过41℃。夏天或宝宝发烧时，水温可以控制在38℃。如果家中的温度达不到，可以使用浴霸或电暖气。浴霸要在洗澡前提前打开，洗澡的时候则要关掉，避免宝宝洗澡时直视浴霸。

水准备好后将前臂伸进水中试试水温。我们建议单用一个小盆给宝宝洗头，水温控制在38℃左右。洗头的时候，宝宝最好穿着衣服，衣服松开，一手托着宝宝的脖颈部和臀部，把宝宝的腿夹在妈妈的胳膊与身体之间。要注意保护宝宝的耳

朵，不要进水。

在给宝宝洗澡之前，应该先将物品准备好，避免宝宝着凉。物品的准备有很多，我们下面会一一展示，但并不是说每次所有的物品都要用上。

干燥时可以使用。如果宝宝的皮肤非常干燥，可以使用婴儿油来缓解。

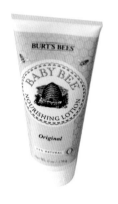
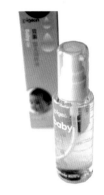

此外还有湿巾，如果手边有毛巾可以使用毛巾，带宝宝外出时可以携带湿巾。湿巾不能含有酒精，购买时要注意。

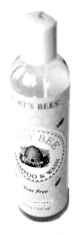

首先要用沐浴露，目前市面上有洗护二合一的沐浴露。另外还需要爽身露，爽身露是膏状体，像润肤油，涂匀后过一会儿会感觉滑滑的，跟爽身粉的作用一样。爽身粉使用时要避免口鼻吸入，所以爽身露对宝宝来说是比较安全的。

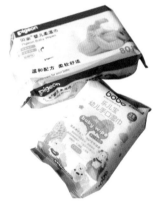

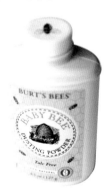

另外还需要润肤露，当宝宝皮肤比较

酒精和棉签是清理肚脐使用的，要用消毒棉签，而不可以使用清洁棉签。宝宝眼部清洁水也是可以使用的，当宝宝眼睛的分泌物特别多，或者眼睛进了东西，可以用它清洗眼睛。纸尿裤也要事先准备好。如果家中有婴儿使用的头皮按摩梳，也可以准备着使用，刺激头皮，促进毛囊的生长。

另外还有宝宝的小毛巾、要换的衣
服、需要的浴巾等。

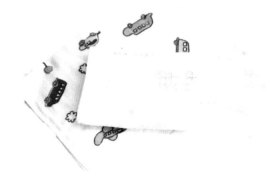

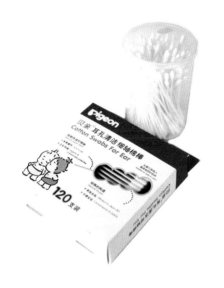

大月龄的宝宝不爱洗头，妈妈可以买
一个洗发帽，戴在他的头顶上，跟他做游
戏。水顺着帽檐流下去，宝宝会以为是在
做游戏，比较配合。

▨ 洗头

给宝宝洗澡的时候要先洗头，不要让宝宝着凉。洗头的时候先洗脸，用手蘸一蘸
水，给宝宝轻柔地擦眼部，如果方便的话可以用一个小毛巾蘸水来擦宝宝的眼部，毛巾
不要太湿。然后给宝宝擦洗五官和头部，要注意保护宝宝的耳朵，不要让耳部进水。

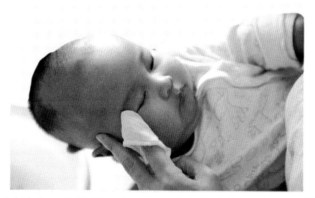

洗完面部之后要洗头发，先撩起一点儿水把宝宝的头发打湿，然后挤一点儿洗发液
揉搓宝宝的头发，这时要用手掌托着宝宝的头部，其余四指在下面揉搓宝宝的头发。然

后用水把洗发露洗掉，可以借助毛巾。如果在家给宝宝洗头，尽量单独用一个盆，夏天洗头时不用洗发水的话可以直接在澡盆里洗。洗完之后用毛巾将水擦干。

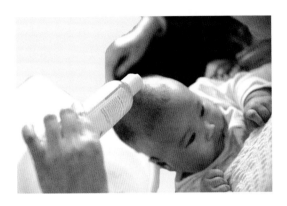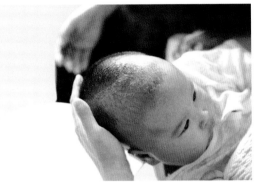

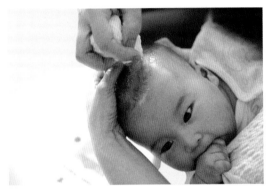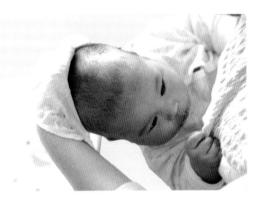

■■ 开始洗澡喽

洗完头后，把宝宝放在床上，脱掉衣服，然后就可以给宝宝洗澡。如果宝宝已经比较大了，体重变重，或者有的宝宝生下来就比较重，妈妈可以坐在一个高矮适宜的地方，把宝宝放在腿上，托着他的头部，就可以给他洗头了。

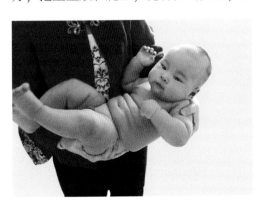

一只手握着宝宝腋下，另一只手托着宝宝的屁股，慢慢将宝宝挨近水面，可以托着宝宝在水面轻轻划过，玩一会儿，让宝宝适应水。然后把宝宝胸部及以下浸在水中，用手或毛巾给宝宝洗澡。要注意清洗宝宝的四肢以及腿窝等部位。可以把宝宝的大腿扒开，清洗大腿根部，用拇指轻轻地擦一擦即可。

用食指在宝宝的脖子上抹一下，然后用拇指再抹回来，给宝宝清洗脖子。这时要注意观察宝宝的皮肤有没有出现什么问题。

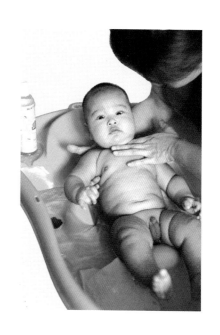

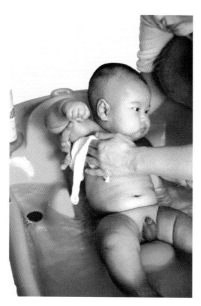
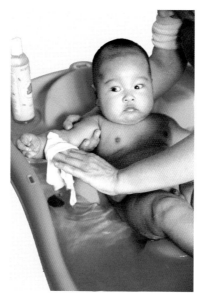

用拇指抹一抹宝宝的腋下，看看有没有胎质或者毛絮。

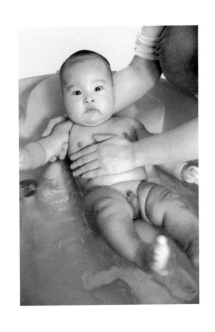

在手上挤一点沐浴露，均匀地擦在宝宝身上，轻轻揉一揉后洗掉泡沫。

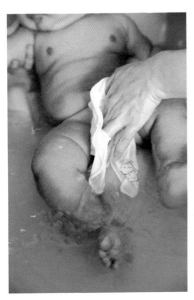
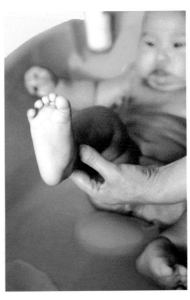
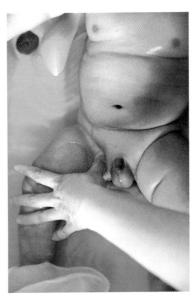

胸腹部全部浸泡在水中，水面大概在宝宝脖子下方，此时再用食指把宝宝的大腿根部扒开，用拇指或食指清洗宝宝的大腿根部。外阴部没有带着大便，因此简单清洗一下即可。腿部可以很方便地清洁到，妈妈选择自己习惯的姿势即可。

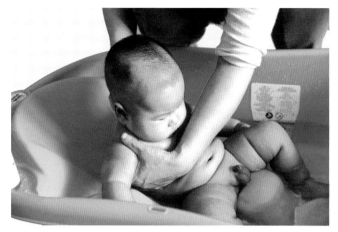

清洗宝宝的后背时，用一只手放在宝宝身前，握住他的腋下，另外一只手在宝宝背部摩挲擦洗，就可以洗到脖子了。

然后可以让宝宝趴在妈妈的手上，头歪向一侧，后背暴露出来，就可以看到后背有没有出现皮肤问题，并给宝宝清洗后背。

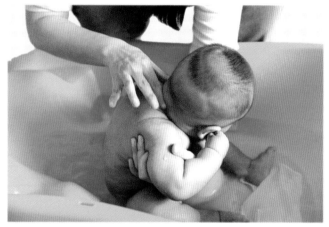

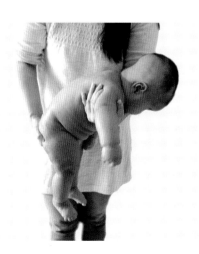

如果操作熟练的话，可以托起宝宝在水里滑来滑去与他玩耍一下。

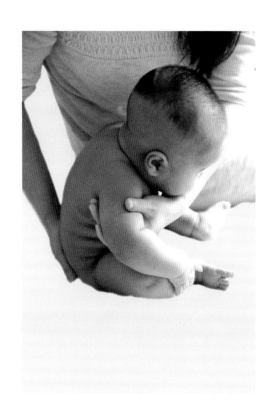

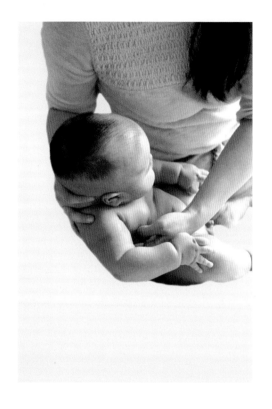

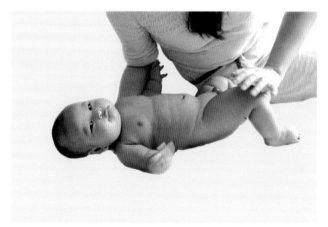

洗完后，可以把宝宝抱出来，让他坐在浴巾上，趴在妈妈的手臂上，另一手扶住宝宝的脖子，把他缓慢地放在浴巾上，包裹起来。这样洗澡就结束了。

■ 浴后护理

洗完澡之后，我们该给宝宝做浴后护理了。在洗澡之前，我们应该先把浴巾铺好，把宝宝抱出来后，让他坐在浴巾上，手托住他的脖子慢慢把他放下，把脖子两边的浴巾捏住，然后将左边和右边的浴巾叠在宝宝胸前抱住，最后将最下方的浴巾折叠上来，宝宝就包好了。包好后，用双手轻轻捏一捏宝宝的颈部、腋下、大腿根部等部位，把宝宝身上的水擦干。

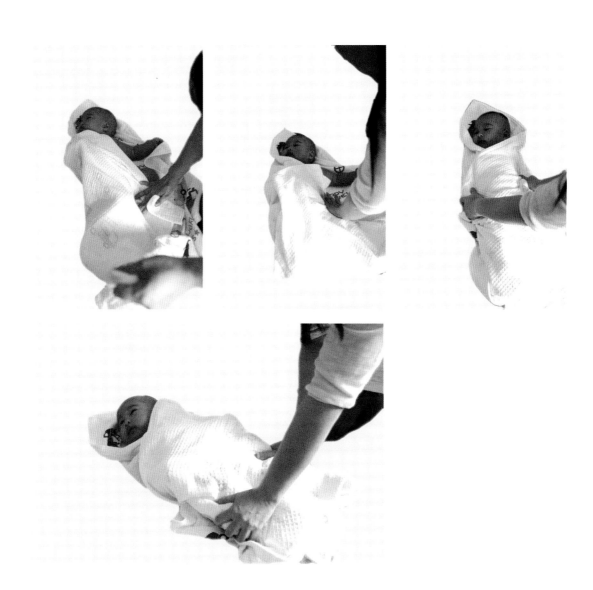

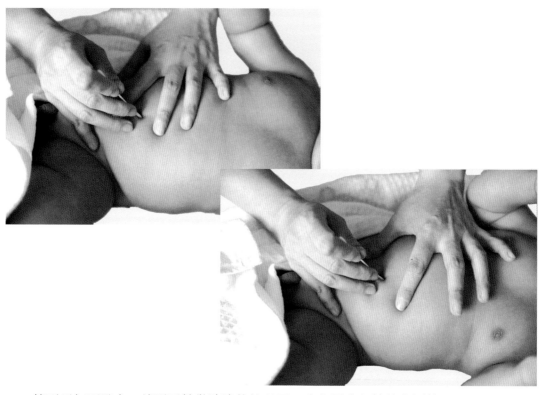

擦干后打开浴巾，就要开始做肚脐的护理了。我们要准备棉签和酒精。

首先用一只手将宝宝的肚脐扒开，然后拿一支干棉签轻轻擦拭一圈，将肚脐里的水擦干。再拿一支消毒棉签，蘸一点儿酒精，给宝宝的肚脐从内向外消毒。这样肚脐护理就完成了。

脖子和腋下的褶皱处可以用一些爽身粉，如果是带有滑石粉成分的粉末，那么要用一只手轻轻地将宝宝的下巴抬起，手掌挡在下面避免粉末接触宝宝的脸部。倒出一些爽身粉用食指轻轻地在颈部为宝宝涂匀。如果是用爽身露，则可以挤出一点儿，涂在脖子上就可以了。脖子下、腋下、大腿根部、膝盖后面都要注意涂抹。这样皮肤护理就完成了。

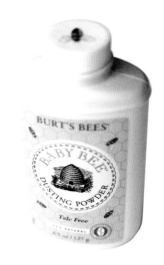

另外注意一下宝宝的小屁股，如果发红的话则要擦一些护臀霜。如果不再为宝宝做抚触，此时就可以给宝宝穿上衣服了。这就是宝宝的浴后护理。

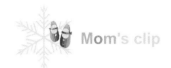
Mom's clip

洗澡看似简单，但对父母来说是一个比较大的考验。有一个妈妈分享了自己的经历，她的宝宝1岁半了，冬天洗澡次数较少，有一次洗澡时妈妈摔了一跤，起身时不小心让宝宝一只脚踏在了脸盆里，脸盆里面盛着热水，是妈妈准备在宝宝的洗澡水变凉时给宝宝加水用的，水温很高。意外发生后妈妈赶快将宝宝抱了出来，但因为水温很高，宝宝的脚还是被烫伤了。妈妈赶忙拿牙膏给宝宝擦上，好在没有起疱。这种情况下如果起疱或烫伤严重，抹牙膏是不管用的，需要去医院就诊。现在这个宝宝一洗澡就哭，有心理阴影。所以妈妈爸爸一定要注意，洗澡时千万注意安全。

▣ 脐带护理

宝宝皮肤护理的重要环节就是脐带护理，由于脐带是一个新鲜的伤口，如果护理不当容易感染。脐带护理需要准备的物品有医院开的消毒棉签、酒精或者碘伏。由于碘伏挥发较慢，所以用酒精比较多。

脐带分泌物较多，或者被水浸湿后，需要进行脐带护理。

脐带护理有两种方法：一、如果脐带没有脱落，新生儿肚脐上有根绳或线，我们可以拎起线头，用一支干棉签把脐窝里的水吸干，然后再拿一两支棉签蘸上酒精为宝宝消毒。酒精用完后要尽快盖上盖，避免挥发。给宝宝消毒时要从脐轮开始擦拭，从内向外消毒。

消毒完之后稍微晾一下，让酒精挥发，然后就可以穿上衣服了。

二、如果宝宝的脐带已经脱落，宝宝的肚脐就有一个小凹陷了，妈妈可以用拇指和食指把小窝扒开，拿一根棉签在脐窝里轻轻一转，把水吸干。如果有分泌物也可以顺便带出来。每个宝宝的脐窝深浅都不一样，脐窝比较深的话，妈妈可以把脐窝扒开来清洁。

不要给宝宝使用护脐贴，因为会不透气，使细菌容易繁殖，要保持宝宝肚脐的透气和干燥。

■ ■ 臀部护理

臀部护理的目的就是保持臀部的清洁，避免臀红，保持宝宝的舒适。新生儿吃奶次数多，排便、排尿的次数也多，宝宝的皮肤又很薄，所以容易导致臀红甚至皮肤破损。

如何清洗臀部呢？首先要给宝宝准备一个单独的小盆，千万不能跟大人用一个盆。因为小宝宝的免疫力很差，要避免宝宝被感染。另外尿裤和毛巾也要提前准备好。如果宝宝拉大便了，要先用柔软的纸巾给宝宝擦一擦，然后清洗，再做臀部护理。

臀部清洁时，妈妈用一只手抱住宝宝，托住宝宝的臀部，可以很容易地握住宝宝的大腿根部。让宝宝靠在妈妈的身上。水温控制在37℃左右，女宝宝一定要从前往后洗阴部，男宝宝则要注意给他清洗阴囊下部。清洗的时候要注意把大腿扒开，清洗大腿根部等凹陷的地方，避免脏污停留在宝宝的皮肤上。

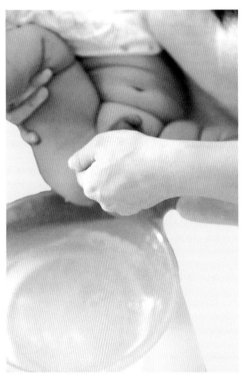
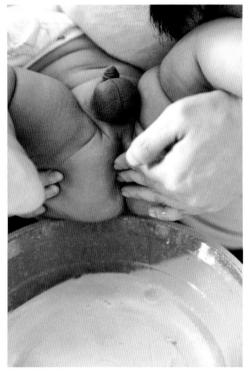

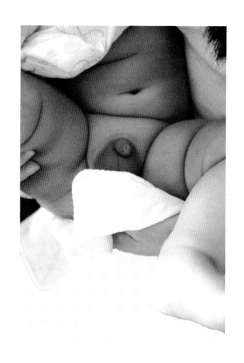

清洗完后，拿起一条毛巾，放在手心里，包在宝宝的臀部，这时要保持拇指在上，其余四指在下的状态，从上向下给宝宝轻轻地捏一捏，擦干水，千万不要拿毛巾摩擦宝宝的臀部，避免皮肤受伤。

在清洗臀部的时候要注意，用手指把宝宝的肛门扒开，否则臀部缝隙处洗不到。擦的时候也要用毛巾包着一根手指，螺旋式轻轻按摩宝宝的肛门，擦干净水分。

洗完臀部后，要做臀部护理。如果有臀红，要使用护臀霜给宝宝做护理。涂抹均匀后再给宝宝穿尿裤就可以了。如果没有臀红则不用擦护臀霜。

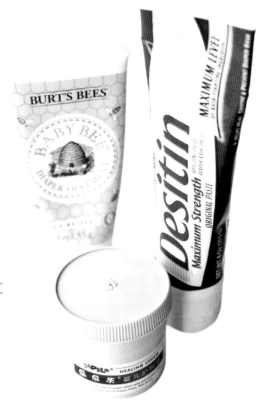

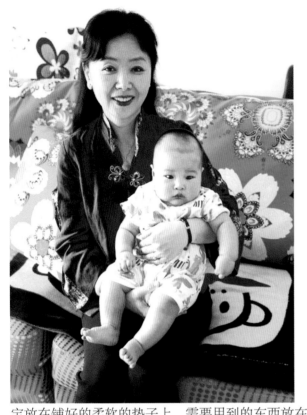

如果想给宝宝擦爽身粉，只可以在大腿根部容易淹的部分擦，不要在外阴部擦，尤其是女宝宝，女宝宝的阴部有时会有一些分泌物，如果经常擦爽身粉，会混合在一起。爽身粉如果通过阴道被宝宝吸收进去，对宝宝的健康可能产生不良影响。所以，只需要在大腿根部涂一点儿爽身粉就可以了。

如果妈妈带宝宝外出，身边没有水，需要用湿巾来给宝宝擦拭。不过不要频繁使用湿巾，有水可用的时候最好还是用水给宝宝清洁。使用湿巾时，要注意它的柔软程度。如果湿巾含有酒精或其他刺激成分，也要尽量避免使用。

使用湿巾为宝宝清洁时，先将宝宝放在铺好的柔软的垫子上，需要用到的东西放在旁边，然后给宝宝解开尿裤，用双手将宝宝的脚丫提起，用护住肚子部分的尿片给宝宝轻轻擦一下屁股后扔掉，拿一张柔软的面巾纸，从上向下给宝宝擦拭。然后再拿一张湿巾，把排泄物清洁掉。然后给宝宝换上干净的尿布。如果有臀红，可以先给宝宝涂上护臀霜，注意要把肛门扒开，也涂上护臀霜。尿裤换好后，把中指和食指一起塞进尿裤边缘，试试看会不会太紧，紧的话要调节一下。

有一些注意事项需要强调。给宝宝做臀部护理时要轻柔，另外在换尿布时不要使宝宝暴露太多，以免受凉。尿裤的大小和型号也要注意更换，因为宝宝每一天都在长大，不要勒到宝宝。

白天可以给宝宝使用尿布，晚上则建议给宝宝用纸尿裤，因为纸尿裤渗透性好，宝宝不会被尿湿打扰睡眠。如果家人对于使用尿布和尿裤有分歧，可以一起商讨，因为尿布和纸尿裤各有利弊，只要选择适合的就可以。

穿衣

首先要了解衣服的选择，质地应该柔软，纯棉材质，颜色不要太深。衣服上的搭扣或者系带要低于脖子下面。扣子和绳带一定要缝好。我们比较建议前开口的衣服，套头衫不太适合宝宝穿。如果买了套头衫，领口一定要够大。

另外小宝宝的肚子比较鼓，裤子上如果有松紧带，松紧程度一定要适宜。

换衣服时首先要把衣服铺平、摆好。比如给宝宝穿睡袋，把宝宝抱过来放在衣服上。

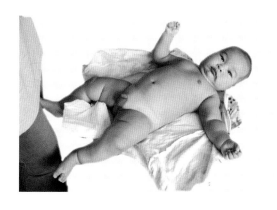 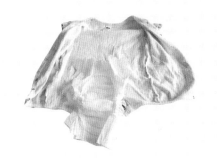

穿衣服时应该把我们的手伸进袖口里，握住宝宝的小手，然后将衣服轻轻向宝宝的肩部拉。注意是拉衣服，而不要拉扯宝宝的小手。

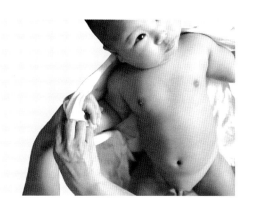

正确选择宝宝装

质地：柔软、舒适、纯棉
搭扣：系带、扣子低于下颌、缝合结实
上衣：上衣前开口、易穿脱
裤子：不宜穿连脚裤、裤腰松紧适宜
袜子：腕口松紧适宜
帽子：系带安全性
颜色：浅色、无味（化学物质）
饰物：不宜有亮片、小颗粒状饰物
拉锁：安全性

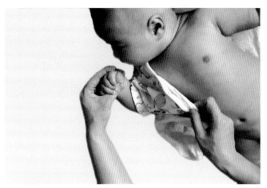

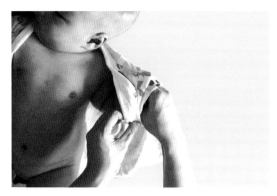

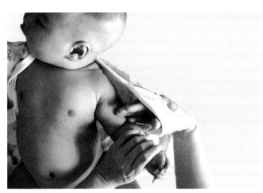

给宝宝穿睡袋时不要光着身体穿，而要先穿一件小和服式的棉衫。穿衣方法与睡袋相同。给宝宝穿好衣服后要注意脖领比较低，不要勒着脖子。

穿裤子与穿衣物的方法相同，把裤腿套上后拎起宝宝的腿，把裤子提上去，后腰上的松紧带调至舒适。需要注意的是新生儿需要经常换尿布，不适合穿裤子，因此建议尽量穿睡袋。

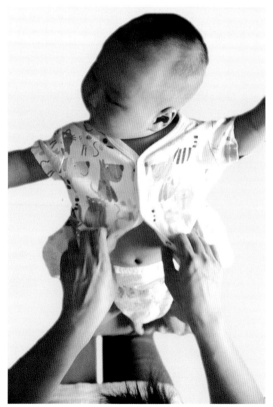

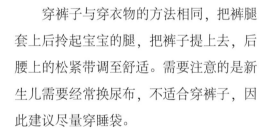

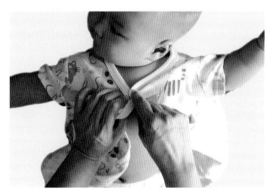

喂药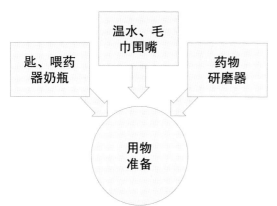

宝宝出生后难免会生病，喂药便成了妈妈的难题。我们在喂药时要注意的是，小宝宝的吞咽功能还没有发展完善，而且不懂得配合，看到药，知道它是苦的就不爱吃。如果捏着鼻子吃反而会带来更大的麻烦。

喂药的时间通常在2次喂奶之间，也就是吃完奶后的1~2小时之内，一些特殊的药物则要遵循医生的要求。注意喂药的时间主要是因为药物发生作用的时间不同，另外有些药物对胃的刺激比较大，或引起宝宝的恶心、呕吐等反应，所以要根据情况来决定什么时间服药。如果要求空腹服药，最好在吃完奶后的3小时服药，最长不超过4小时。

给宝宝喂养时，要首先准备一些必备的工具。有些给宝宝吃的药物自带喂药工具，有可能的话可以留下来以后备用。另外需要准备好温水，温度一定要适宜。此外还需要毛巾和围嘴，避免弄脏衣服。如果药需要磨或打碎，则要提前准备好。

准备好后我们要拿一个小碗或者小药杯，把药倒在里面。

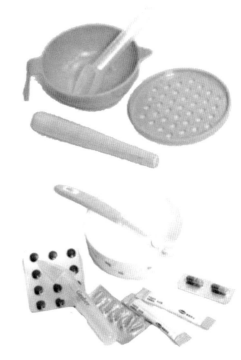

如果是一个人带宝宝，抱着宝宝时可以把宝宝的一只手放在身体下方，避免宝宝用力推打妈妈。抱着宝宝的那只手则可以攥住宝宝的另一只手。但也不要过于用力，避免生拉硬拽。妈妈坐着时，可以用双腿把宝宝的小腿夹在中间，避免宝宝蹬踹。

抱好宝宝后，垫好围嘴，拿小勺把药放在宝宝的口角边，顺着口角边把药送进去。一次不要喂太多，避免呛到宝宝。

妈妈抱着宝宝时不要抱得太直，可以稍稍倾斜，让宝宝卧躺，有利于宝宝咽下药物。另外可以用奶瓶把药冲开，喂宝宝吃。但不要用太多水，只是把药溶解就可以了。如果药是粉末状的，还可以用奶嘴蘸点儿温热的水，然后在药面中滚一圈，再让宝宝吸奶嘴。需要注意的是这个奶嘴一定是没有孔的，避免宝宝被呛到。

液体的药物可以倒在奶嘴中，让宝宝吸奶嘴，要注意在药快吃完时尽快把奶嘴拿出来，避免宝宝吸进空气。

喂宝宝吃完药后首先要拍一拍宝宝的后背，看看他有没有打嗝，避免宝宝吃完药不咽下去。如果宝宝就是不咽下去，可以用拇指和食指轻轻地捏住宝宝的脸颊，让嘴张开，他就会把药咽下去。

不恰当的喂药方式

如果宝宝不吃药，有的妈妈会把小勺放在宝宝的嘴唇中间，向下压下嘴唇把药喂进去。这样对宝宝的牙齿和牙龈是有损伤的，所以不宜采用。

有的妈妈试图在宝宝睡觉的时候喂药，这种方式也是错误的，药容易进入到气管内，导致很多危险。

给宝宝喂药时给糖吃也是不对的。解决的办法是如果用奶瓶喂药，可以在奶嘴上蘸上一点儿甜水，小宝宝会比较爱吃。

另外要注意，绝对不能用果汁冲药给宝宝喝。药和果汁中的营养素可能会发生反应，危害健康。

注意事项

首先爸爸、妈妈一定要有耐心，不要着急。如果是粉末状的药，一定要用水将其充分溶解，拿搅拌棒搅拌均匀。喂药的药具一定要清洁干净，避免被感染。在宝宝吃药时可能会哭闹，这时呼吸一定是急促的，因此一定要在宝宝呼吸平稳，情绪和精神安静下来再喂药。

喂完后要注意宝宝的状况，有些药容易引起过敏，因此一定要注意宝宝有没有异常状况，如果有的话一定要立刻停止喂药。严重的话要去医院就诊。下次再看病时要告诉医生宝宝对哪些药物过敏。

喂药时切忌速度过快，呛到宝宝。液体类的药物要先摇匀，避免沉淀。吃药前一定要看好药的剂量，避免给宝宝吃过量药物。

理发

小宝宝一般都会在家里理发，所以妈妈们要学习如何给宝宝理发。

首先要准备一个防静电的布来给宝宝围

住保护身体。纯棉的布料即可。另外要给宝宝准备小梳子、擦掉碎发的粉扑等。理发一般需要两个人配合，一个人抱着宝宝，另外一个人给宝宝理发。

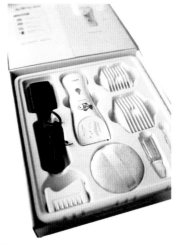

最重要的是准备一个婴儿专用的理发推，注意声音不要太大，不要吵到宝宝。婴儿推的刀头和宝宝的皮肤是隔开的，能够避免伤到皮肤。理发前要检查好，确定器具安装好了，避免理发过程中掉落伤到头。不要给宝宝用爸爸的刮胡刀理发，避免危险发生。

另外要注意一下宝宝的情绪，要选在他情绪平和时理发。

关于理发的顺序没有特别的要求，只要按照自己的情况准备就好。理后面的头发时，要让宝宝趴在妈妈的手上，后脑勺露出来，然后再理发。修剪耳边的头发时则注意要轻轻向下翻过宝宝的耳朵，避免耳朵被理发推伤到。

理发结束后再给宝宝清洗一下，把碎发清洗掉。需要注意的是给宝宝理发要在干发状态下，不要在宝宝湿着头发时理发。

胎毛不要理得太光，容易伤到宝宝的皮肤，如果在比较冷的季节也会失去保温的功能。理发结束后清洗时可以给宝宝做头部的简单按摩。如果宝宝不配合剪头发，一定不要强行要求，等他平静下来再理发会比较好。

宝宝理发没有严格的时间段，一般会在满月之后理发，但也不是必需的，因为头发有保暖作用，如果是在冬天，可以稍微错后一些。而夏天则可以提前理发，避免宝宝的不舒服。如果宝宝的头部有湿疹等问题也可以提前理发，缓解病况。

理发注意事项

1. 胎毛不宜剃光，以免伤及宝宝的头皮。

2. 使用婴儿专用理发工具，用前清洁消毒，安全检查。

3. 剃胎毛后及时清洗头部，可轻轻按摩头部，促进毛囊生长。

4. 如发现宝宝头皮有破损，可用金毒素眼药膏涂于患处。

5. 理鬓角时注意保护耳郭。

6. 宝宝不配合时不可强行，可想一些办法分散注意力，或睡觉时再理。

剪指甲

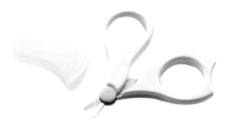

    如何给宝宝剪指甲，也是我们需要学习的。宝宝的指甲护理很有必要，因为指甲太长的话，宝宝很可能在抓挠过程中伤害到自己。另外，指甲中容易藏污纳垢，宝宝又爱吃手，所以及时修剪指甲是十分必要的。

    我们要选择宝宝专用的指甲刀，根据宝宝指甲生长的速度，一般1~2周可以修剪一次，要根据宝宝的具体情况做决定。如果宝宝的指甲有劈裂的情况也要及时剪。

    脚指甲相对更硬一些，可以在洗完澡后脚指甲比较软时剪。宝宝醒着时比较爱动，难以配合。因此最好在宝宝熟睡的时候给他剪指甲。这样他比较不容易被惊醒。给宝宝剪指甲时不要太慢，每次剪得不要太深、太狠，免得宝宝不舒适。剪完后轻轻磨一磨，如果有不够光滑可能会划到宝宝的地方，可以简单磨一磨，然后用温毛巾擦掉碎屑。

    宝宝睡觉的时候剪指甲，妈妈不要让自己的手悬空，避免自己的手动时伤到宝宝。

修剪指甲注意事项

1. 要选择刀刃快、刀面薄、质量好、适合婴儿使用的指甲刀，不要用一般指甲刀，以免剪伤宝宝的小手。
2. 根据宝宝指甲生长的快慢，一般1～2周剪一次。
3. 若发现指甲有劈裂，随时修剪。
4. 脚上的指甲较硬、较厚，可以给宝宝洗澡或洗脚后指甲变软，就比较好剪了。
5. 宝宝只要是醒着，就爱手脚乱动——熟睡后修剪就安全多了。
6. 给宝宝剪指甲，动作要轻快，一次不要剪得太多太狠，以免产生疼痛。
7. 要剪得圆滑些，防止剪成带棱角的。剪完后妈妈用自己的手抚摸一下指甲断面是否光滑，如果不光滑，可用指甲剪上的小锉锉光滑。
8. 用温毛巾擦去磨下的指甲屑。

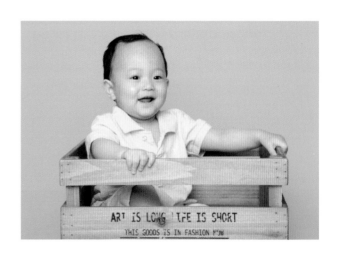

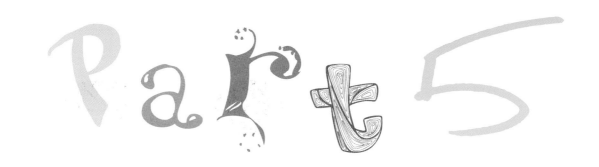

Part 5

第5课

新生儿抚触

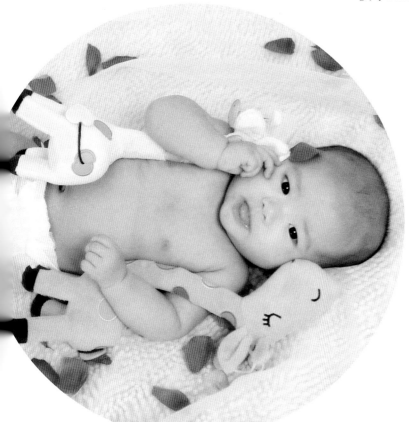

抚触

让我们的手尽可能大面积地接触宝宝的皮肤，给宝宝肌肤间的关爱。让妈妈和宝宝之间增加一些亲子交流的机会。

新生儿抚触是肌肤的接触，可促进母婴情感交流，增加小儿应激能力，促进睡眠，能加快新生儿免疫系统的完善，提高免疫力。宝宝应该多跟自己的父母进行亲子接触。

做抚触可以促进新生儿的消化和吸收，促进体重增长。早产儿尤其要注意这一点。剖宫产的宝宝在生产过程中没有经过产道挤压，通过抚触可以降低剖宫产带来的弊端。宝宝如果有睡眠障碍，也可以给宝宝进行抚触，改善睡眠。

做抚触的时间不一定要固定在晚上，只有当宝宝有睡眠障碍时才需要在晚上进行。避免使宝宝对抚触过于依赖，没有抚触不爱睡觉。

做抚触时室温要适宜，环境不要太嘈杂。做抚触时用到的物品也要提前准备好。

在两次喂奶之间和宝宝洗澡之后进行抚触比较好。

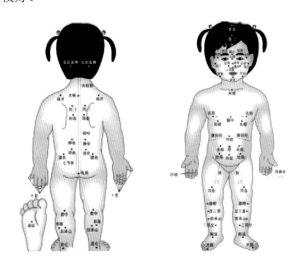

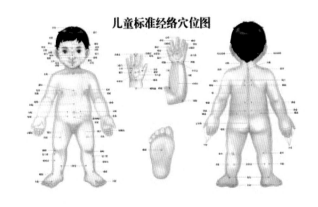

儿童标准经络穴位图

物品准备

抚触用到的东西有纸尿裤、按摩油、护臀霜，要提前准备好。在做之前，妈妈要先清洁并温暖双手，将戒指、手链等饰品摘掉。

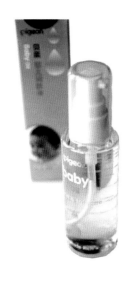
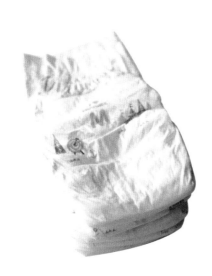
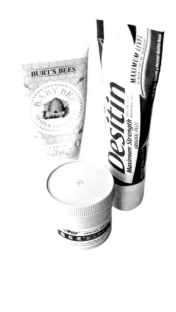

做抚触的顺序是从上到下、从头到脚、从前到后这样去做，在实际操作过程中可以分开，根据宝宝的实际情况来进行。如果做全套的话大概需要15分钟，每个动作重复4次~6次。做抚触的时候可以放一些轻柔的音乐，对妈妈和宝宝都很好。

做抚触时要注意手的力度，太轻的话宝宝会觉得痒，太重的话则会让宝宝不舒服。给剖宫产的宝宝做抚触时力度可以适当加大，但是也要注意宝宝的感受，以宝宝舒服为宜。

按摩油的选择很重要，如果添加的矿物质比较多，而宝宝并不需要的话，可能会引起一些皮肤的问题。按摩油在夏天也不要使用太多，妈妈可以灵活掌握。

抚触可以安抚宝宝的情绪，对改善宝宝的心情也有辅助作用。如果宝宝生病了，抚触对安抚宝宝也有一定的效果。

头部抚触

如果宝宝的眼睛有问题，如分泌物特别多，可以用棉签为宝宝擦拭一下，清洁干净。也可以用生理盐水，拿一片化妆棉，裹在手上，挤几滴生理盐水，从内向外给宝宝清理一下眼睛。因为泪腺在内眼角，向里擦的话可能会导致泪腺堵塞。

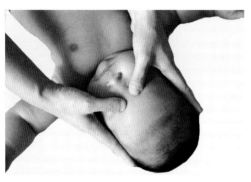

做抚触按摩时用两个拇指放在宝宝眉间，从内向外按摩至太阳穴，轻轻按揉。然后把拇指挪在眉毛上方，从内向外按摩至太阳穴。接着再向上挪一个拇指的位置，从内向外按摩至太阳穴。逐渐上移，每次都停留在太阳穴，最终上移到发际，按摩至太阳穴即可。

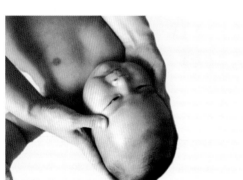

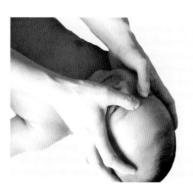

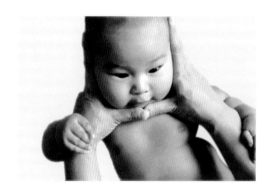

接下来做下颌部位的按摩。将两只手放在宝宝的下巴尖端，从下向上停留在耳前，稍微按摩一下，继续将两只手放在下巴上按摩至耳前，最后将手放在口唇两边按摩至耳前，最后从鼻翼两侧按摩至耳前。

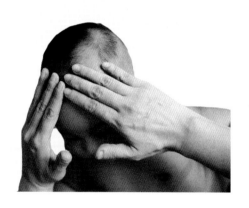

这样面部抚触就做完了。最后将宝宝的头轻轻托起，以他的额头做分界线，手从额头开始从前向后轻轻抚摸，到他的耳后为止，轻轻用中指揉一下耳后，其余的手指从下颌划过。重复4次~6次。做得熟练后可以双手一起做。做完之后可以揉一揉宝宝的耳朵，宝宝会感觉很舒服。同时妈妈可以摸一摸宝宝的耳朵是不是清洁、健康。

鼻梁的按摩：用拇指和食指在宝宝的眼角内侧鼻梁处轻轻捏一捏，就像做眼保健操一样，然后从上向下做鼻梁的按摩。宝宝感冒的时候也可以这样做，缓解他的不适。

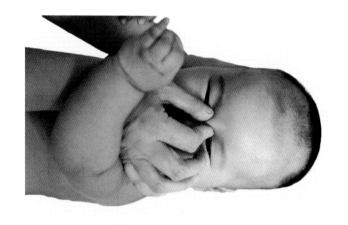

胸腹部抚触 ·····

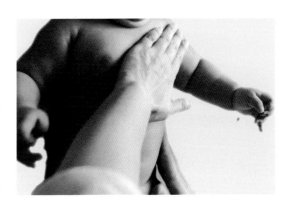

首先用一点点按摩油润滑一下双手，夏天则不需要。胸腹部按摩从宝宝的胯部开始，从下向上，交叉到对侧的锁骨部位，停留，然后另外一只手从另外一侧重复。两手交替做4次~6次。

如果宝宝呼吸不畅，可以把双手放在宝宝的肚脐部位，向上抚摸，再向两侧从宝宝体侧按摩，像一个M形轨迹。

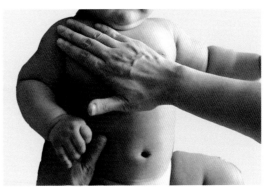

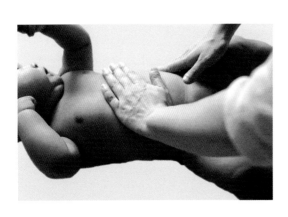

做胸部抚触时要注意，新生儿乳房部位有肿胀，出生两三周以后才会消失。做抚触时不要刺激到它，以免宝宝不舒服。

做腹部按摩时，为了避免宝宝因肠蠕动加快而排泄，要首先在身体下垫一个纸尿裤。腹部按摩要按照顺时针进行，如果妈妈的双手很涩，可以先涂一点儿润肤油。新生儿的脐带脱落前不要刺激它，脱落后可以进行整个腹部的按摩。

脐带没有脱落前，双手交替在宝宝的上腹进行按摩，避开肚脐。下腹部用双手轻轻从膀胱边划过即可。不要过度刺激膀胱，以免宝宝排泄。

脐带脱落后，可以把手掌盖在宝宝的腹部，稍微用一点点压力，旋转进行按摩。

抚摸按摩可以改善宝宝腹部的不适，新生儿出生后发育不完善，要经常给宝宝做抚触按摩。

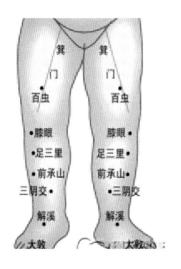

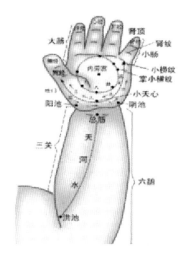

握住宝宝的一只手臂，从内向外、从上向下螺旋式旋转为宝宝进行按摩，左右手交替进行。然后可以轻轻捏一捏宝宝胳膊上的关节和肌肉群，增加宝宝的舒适度。

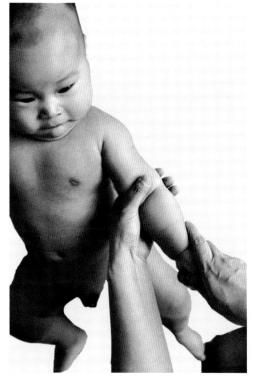

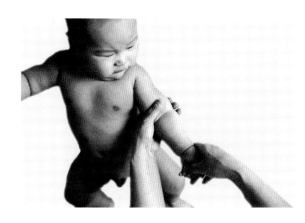

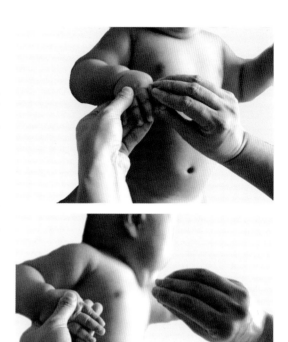

做手部按摩时，可以用大拇指按一按宝宝的手掌，其余四指按摩手背，可以左右手交替完成。最后把手像鸡爪一样抓在一起，揪住宝宝每一根手指，从底部关节一点点向上蹭着揉一揉，直到指尖。这样可以促进手指的发育。但是要注意不要抓住宝宝的手指向上抻，而是要一点一点向上移动着按摩。小宝宝的肌肉关节发展不完全，千万不要用力抻。

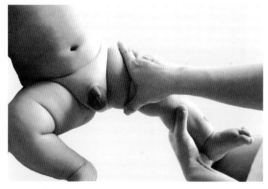

下肢与上肢的抚触方法相同。

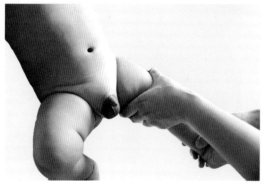

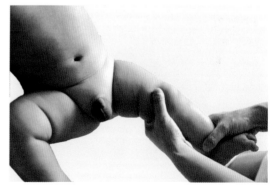

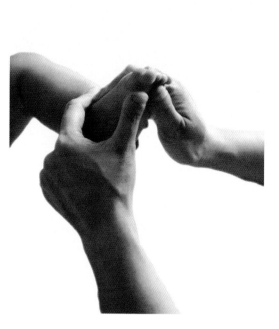

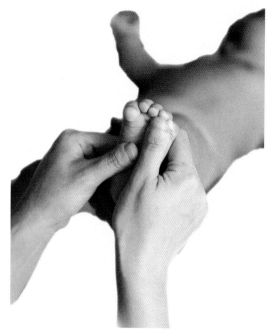

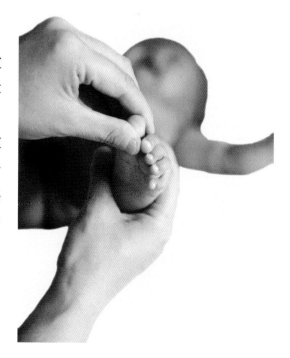

　　脚的抚触则需要注意。用两手握住宝宝的脚踝部，拇指按住宝宝的脚后跟，向脚掌轻轻推。两手可以交替进行。

　　当拇指按压到宝宝的脚掌时会发现宝宝的脚趾有抓在一起的反射，这个位置相当于足底的涌泉穴，触摸时会有足底反射。妈妈经常为宝宝做抚触，引起神经反射，大脑的神经元可以得到巩固。

背部抚触 ·····🦋

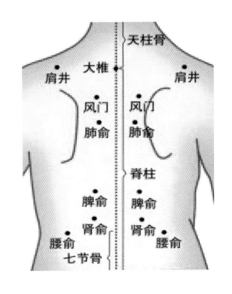

做后背的抚触，需要先给宝宝翻身。可以双手握住宝宝的手，另一只手托住宝宝的后背，把他翻过来趴在垫子上。翻过来后宝宝的两只手应该放在头部两侧，形成一个趴着的姿势，而不要让宝宝的手向下背去。如果妈妈不会用这种方法给宝宝翻身，可以在宝宝躺着时一手握住宝宝的脖子，托住宝宝的头，另外一手垫在宝宝的后背下，为宝宝翻身。

宝宝趴着时，一定要注意让宝宝的头偏向一侧，侧脸着地。

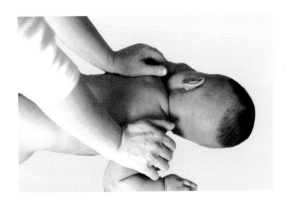

做脊柱按摩时，双手手掌横着放在宝宝的肩颈部，从内向外转动手腕用手掌根部向外推，这样一点点往下移，一直从内向外推，直到臀部位置，做4次~6次。

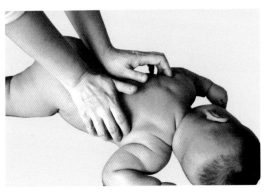

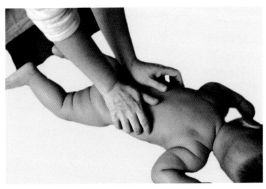

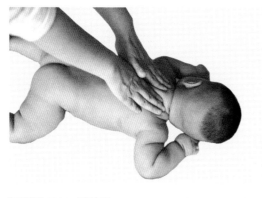

横着做完后竖着做，用双手的四指竖着放在宝宝的肩颈部，从上向下轻轻按摩着宝宝的皮肤，直到宝宝的臀部。注意手指倾斜角度要低，手指跟宝宝的皮肤接触面积尽量大一点，也不要跳着做，要尽可能地按摩到宝宝的后背，也要揉一揉宝宝的小屁股。

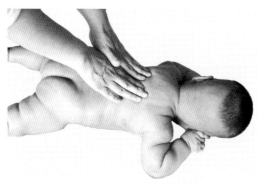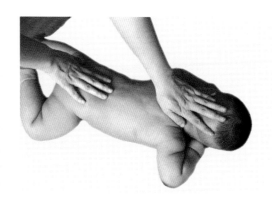

如果宝宝很乖，可以用一只手轻轻地推一推宝宝的脚，看看宝宝是否有一个被动的爬行动作。

在有大人看护的前提下，宝宝要经常采用俯卧位，对他的颈部力量的锻炼有好处，也为他今后学习爬行做准备。

做完后可以从头到脚为宝宝摩挲而下，做一个放松。然后把宝宝翻过来，穿上衣服即可。

最后再总结一下注意事项。首先抚触的时间要在2次喂奶之间，宝宝洗完澡之后进行，重复4次~6次，每次进行10~15分钟。操作人要把指甲剪短，饰品拿下。如果做的过程中宝宝哭闹了，要停下抚触，遵循宝宝的意愿。等他恢复后再做。如果宝宝一直情绪不好，可以等第2天再做。

爸爸妈妈有时间应该经常跟宝宝进行肌肤间的交流。这对宝宝的心理成长也是非常有益的。另外一定要注意宝宝的黄疸情况，如黄疸不重则属生理性黄疸，应坚持母乳喂养，一般10天自然消退。严重的话需要寻找医生的帮助。

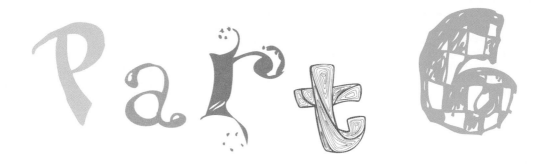

第6课

新生儿游泳

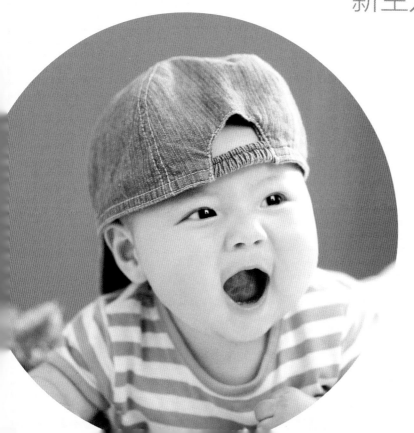

游泳是一项非常好的运动。

游泳会促进新生儿的生长发育，对宝宝的消化和吸收也比较好。游泳还可以促进宝宝的睡眠，有益于身心健康发展。此外，游泳还可以增加宝宝的心肺功能的发育。另外游泳也会促进宝宝的激素发展，也能在一定程度上改善宝宝的黄疸问题。水对小宝宝的神经系统发育也是有好处的。宝宝在妈妈肚子里时是生活在羊水里的，当他出生后，在游泳时，是对妈妈子宫中生活的一种延续。经常游泳的小宝宝会比较容易开心。把宝宝放在水中时可以发现宝宝会不自觉地有一些活动，对宝宝的运动神经发展有好处。

目前婴儿游泳还是有很多限制，如场地、费用等方面的限制。家长量力而行即可。

游泳需要用到的衣物
- 游泳圈、浴巾、水温计
- 爽身粉、护臀霜
- 婴儿专用洗护产品
- 更换的衣服
- 清洁的尿裤

健康的宝宝出生24小时之后就可以游泳了，其他宝宝需要在得到医生的确认后再进行游泳运动。

宝宝在水中时有憋气的本能，也叫潜水反射，3个月左右会消失。但是我非常不主张家长自己在家给宝宝做这种训练。

游泳前的准备

游泳之前要做好充足的准备。首先需要一个宝宝游泳圈，游泳圈需要根据宝宝的大小来准备。游泳圈充气时不要充得太满，否则会因弹性比较差，难以给宝宝戴上。另外还需要准备好浴巾、尿布、衣服，避免宝宝着凉。另外洗护产品也需要准备好。如果是在家游泳，还需要给宝宝准备一个专用的游泳盆或者桶。

准备游泳用的水要先放冷水，后放热水，水温控制在36℃~37℃。不要太热，避免宝宝丢失过多水分。如果宝宝发烧，尽量不要让宝宝有过量的运动。水温也要注意，不要太凉。水的深度要以宝宝的身高为标准，宝宝的脚不触及池底即可。

戴游泳圈时需要两个人来完成。首先把游泳圈上的扣子解开，把游泳圈尽可能地分开，一手托住宝宝的颈部，将游泳圈从前向后绕在宝宝的脖子上，再把扣子扣上。如果是大宝宝，可以握住宝宝的腋下再给他戴游泳圈。戴好后检查一下松紧度是否安全，以及凹陷处是否正确地卡在下

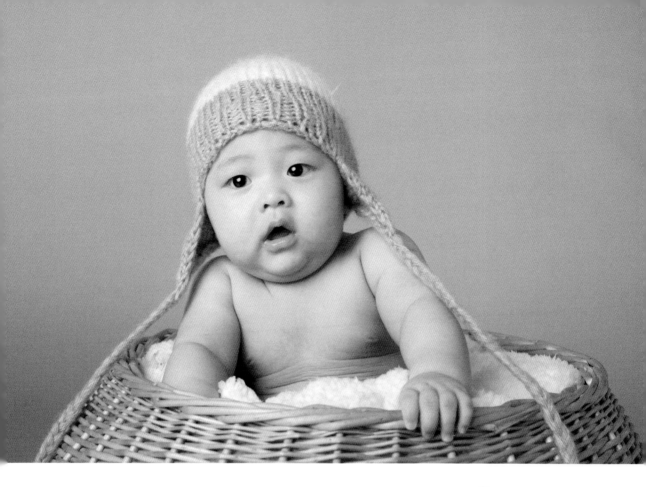

颌处。在家游泳的话最好事先演练一下，然后再实际操作。

戴好游泳圈后可以缓慢地把宝宝放进水中，不要太快。宝宝比较小的话要托着他的屁股，慢慢地放在水里。游泳一般游15分钟左右就可以了，旁边一定要有大人在。避免一些突发事件的发生。

宝宝在水中时不要拽他的游泳圈，也不要转游泳圈。如果需要让宝宝移动，要轻轻托着他的手臂或者背部移动。

游泳结束后，把宝宝抱出来时需要两个人配合。其中一人拿着浴巾，在宝宝一

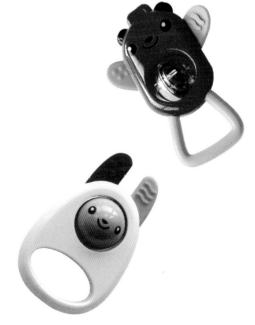

出来后就把宝宝包住，避免着凉。

开始游泳喽

游泳之前要准备好所有的物品。游泳一般需要两个人操作，进行配合。其中一人抱着宝宝，托着他的头。另外一个人给宝宝戴上游泳圈。如果宝宝脖子直接贴着游泳圈不太舒服，可以在他下颌处给他垫一个手绢。戴好后一手托着他的头部，一手托着臀部，就可以把宝宝带去游泳池了。

要一点点地让宝宝接触水，不要突然间把宝宝扔到水里，使他害怕。宝宝在水里时可以轻轻地抚摸他的躯体和四肢，少量地撩起一些水与他玩耍。也可以拉着宝宝的手慢慢地在水里转圈。

游泳结束后一手托着宝宝的头，另外一手托住屁股，带他离开水面，然后另外一个人马上把游泳圈拿掉，用浴巾把宝宝抱住，避免着凉。此时可以把宝宝放在垫子上。

6个月左右的大宝宝可以选择大一些的游泳圈，宝宝可以坐在游泳圈里玩耍。

游泳的安全注意事项

1. 有专人看护，与宝宝保持安全距离（一臂之内）。

2. 准备游泳水：先冷后热，将水搅匀，水温36℃~37℃。水深以宝宝身高为准，游泳时脚不触及池底即可。水内可放置漂浮玩具。

3. 检查游泳保护圈的安全：型号、颈围、保险扣、有无漏气。

4. 穿戴时两人配合，动作轻柔。套好圈后检查下颌是否托垫在预设位置。

5. 将宝宝缓慢放入水中，可同时进行水中抚触及运动。

6. 稍大一点儿的宝宝尽量避免他用腿蹬泳池壁，以免身体后仰。

7. 看护者不可抓游泳圈在水中移动宝宝，可握住宝宝的双手移动。

8. 游泳结束注意保暖。

*室温、游泳时间、与新生儿沐浴相同。

*水温略低于洗澡温度。

婴儿游泳保护圈

型号	适宜月龄
小号	0~2个月
中号	3~5个月
大号	6~8个月
特大号	9~12个月

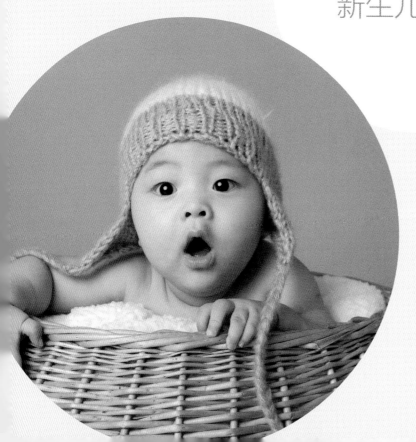

Part 7

第7课

新生儿被动操

肢体被动操是一种亲子互动，可以促进宝宝的动作发育，对灵活性和协调性都有好处。也可以促进肌肉、关节、骨骼的发育。另外可以增进母子感情，因此是非常有必要的。伴随着音乐做操的话，还可以促进宝宝乐感和节奏感的发展，也是非常好的。不要小看一个小小的被动操，对宝宝是十分有益的。

做操也是在2次喂奶之间，不要刚吃完奶就让他运动。运动之前妈妈要先洗干净手，摘掉手上的饰品，避免伤到宝宝。动作也要循序渐进，强度不要太大，

不要强迫宝宝。活动度和幅度都是逐渐增强的。宝宝生病的时候不宜做操。另外，运动时也不要给宝宝穿比较紧的衣服，尽量宽松一些。

运动时如果宝宝出汗了，可以擦一擦，也要注意补充水分。运动结束后可以给宝宝做按摩。

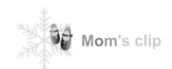

婴儿被动操的好处

1. 可增强宝宝的生理功能，促进动作发展，使宝宝动作更加灵敏。
2. 提高宝宝对外界环境的适应能力，促进身体协调发展。
3、增进母子感情。长期坚持做婴儿操可使小儿初步、无意的被动动作逐步成为自主协调动作，为思维能力打下基础。
4、伴随音乐做操，让宝宝接触多维空间，促进左右脑平衡发展，从而促进宝宝多元智能发育。

Mom's clip

婴儿操注意事项

1. 做操时间：喂奶前后1小时左右。

2. 妈妈洗净双手，剪短指甲，摘掉饰物（同洗澡）。

3. 循序渐进，不要操之过急，强度不宜太大，活动幅度逐渐增加。

4. 动作轻柔缓慢，不能用力过猛。

5. 观察宝宝全身有无不良反应，出现异常应立即停止。

6. 宝宝衣服应轻便、宽松，做操后，应让宝宝休息一会儿。

如有汗，用毛巾轻轻擦拭。

7. 在音乐声中和宝宝交流，促进宝宝语言发展。

8. 做操后抚摸宝宝全身，使其放松。

开始做操啦

上肢运动

宝宝做操时多数都是上下肢运动。上肢运动主要是在宝宝仰卧位时做，妈妈双手握住宝宝的手，向内合拢抱起来，一手在上一手在下，然后再把手打开。第二次更换上下顺序再做一次。可以喊着口令做。也可以先做右手，再做左手，交替进行。

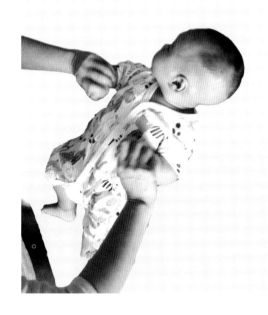 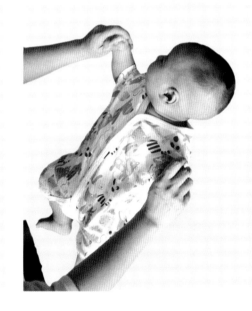

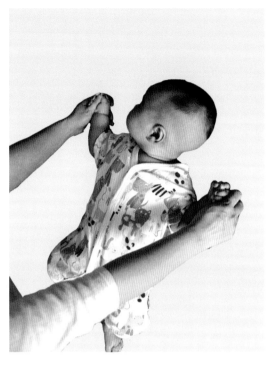

上肢上举运动。妈妈握住宝宝的两只手，双手上举在宝宝头两侧，然后再放下到身体两侧。也可以左右手交替进行。

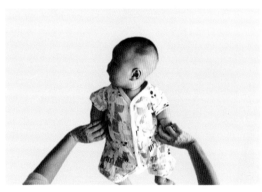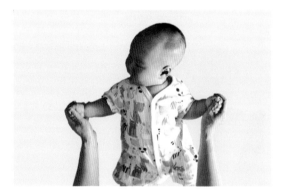

肩关节的环绕运动。妈妈握住宝宝的两只手，轻轻抬起，沿着顺时针或者逆时针的方向画圈。如果有音乐配合，可以像打拍子一样让宝宝跟着节奏一起活动。

做完后可以让宝宝把手指对上，这是精细动作的训练，刚开始可以由妈妈带着宝宝做，宝宝大一些后可以让他自己进行。

■ ■ 下肢运动

妈妈双手握住宝宝两腿的膝盖处，四指在上盖住膝盖，一指在下握住。这是直腿运动。不要让宝宝的腿发生弯曲。握住后把宝宝的双腿折向胸部，然后还原回平躺状态。也可以两条腿交替进行。

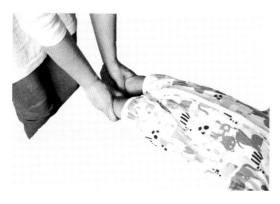

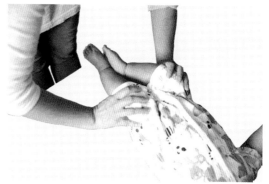

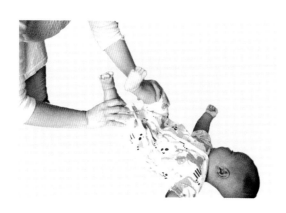

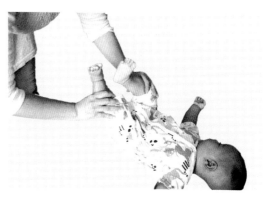

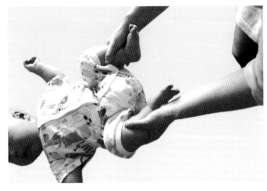

弯腿运动。把拇指放在宝宝小腿的前方，其余四指托住宝宝的小腿肚。握住后轻轻推宝宝的腿，让宝宝弯腿后大腿尽量靠近腹部。也可以两条腿交替进行。

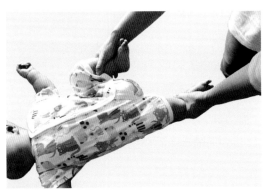
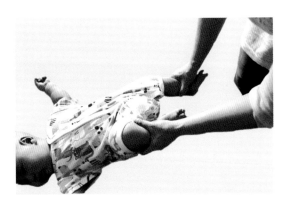

髋关节环绕。首先进行弯腿运动，当大腿靠近腹部时，再慢慢把宝宝的双腿向左右两方分开，幅度不需要太大，然后恢复成双膝并拢状态。可以双腿做也可以单腿做。力度一定要适宜。

另外，可以握住宝宝的小脚踝，一手托住宝宝的腿，另一手捏着宝宝的小脚丫转圈活动。

■ ■ 组合运动

可以握住宝宝的左手与右脚对到一起再分开，然后再换另一侧进行，也可以让宝宝用手去够同侧的脚丫。做的时候可以让宝宝的手摸摸自己的小脚丫，增加认知。

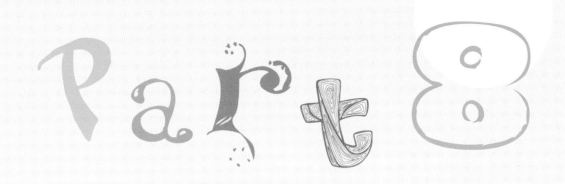

第8课

宝宝的睡眠问题

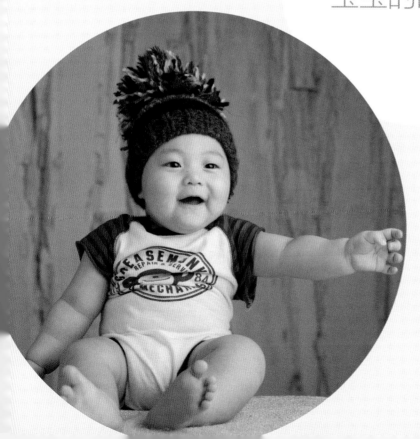

这节课我想和大家分享的是婴儿睡眠问题。我接触过很多新生儿，发现咨询睡眠问题的家长特别多。睡眠问题是很复杂的，你要经过长时间的观察，才能发现每个宝宝都有不同的睡眠问题。而且几乎每个宝宝都有睡眠问题。

首先我们来看看睡眠与健康。成人都知道，如果睡眠不好，会影响一天的心情，工作和生活都会受影响。睡不好觉的人会头昏脑涨，脾气也会不好。所以一个人睡眠的好与坏直接关系到他的健康。人的一生有1/3的时间都是处于睡眠状态，睡眠质量与健康密切相关。

宝宝其实也是一样。宝宝如果睡不好，会不会影响他的脑发育，会不会影响他的智力发育？这是很多妈妈共同的问题。0~3岁的宝宝，生长发育处于高峰期。婴儿越小，大脑的发育越快，需要的睡眠时间就越多。小婴儿生下来大多数时间都是在睡觉。因此婴幼儿的睡眠质量不容忽视。

睡眠的生理意义包括：第一，促进脑功能的发育和发展；第二，促进脑能量的储备；第三，促进宝宝机体的成长；第四，增强机体的免疫功能；第五，消除疲劳。

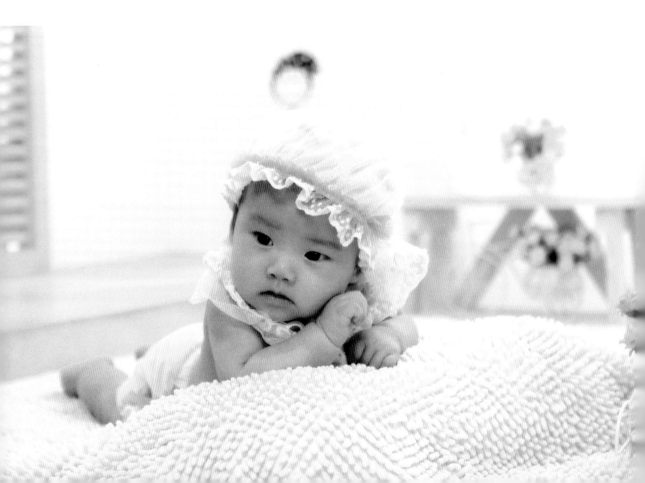

宝宝的睡眠状态

妈妈要想解决宝宝的睡眠问题，首先要了解婴儿的睡眠状态。婴儿的状态分为6种：安静觉醒、活动觉醒、安静睡眠、活动睡眠、瞌睡和哭。这6种状态中有3种是和睡眠有关的，其中瞌睡不是真正的睡眠。

睡眠有两种状态：深睡眠（安静睡眠）和浅睡眠（活动睡眠），从宝宝的动作我们可以判断他处于哪种睡眠状态。处于深睡眠时，宝宝很安静，周围有响声，他也不会有反应。宝宝的面部和四肢是放松的，呼吸是均匀的。宝宝睡觉时，身体来回扭动，眼睛快速转动，偶尔会睁开眼睛，微笑或皱眉，有时有咀嚼的动作，或者发出"吭哧"的声音，脸憋得通红，还有的宝宝睡觉时会发生瞬间的抽动，这些

都是活动睡眠的表现。宝宝出现这些状况时，妈妈可以在一旁观察，如果他没有哭闹或者醒过来，就不用管他。当宝宝"哇哇"哭个不停时，说明他可能从睡眠状态觉醒了，妈妈可以去检查他是不是拉了、尿了或者饿了。

不同的睡眠状态有不同的意义，深睡眠时宝宝的大脑处于休息状态，浅睡眠促进大脑的发育。睡眠程度不是均匀一致的。婴儿深睡眠和浅睡眠交替的频率比较高，也就是有的妈妈说宝宝睡觉不踏实，这跟成人是不同的。随着宝宝一天天长大，睡眠周期会逐渐延长，深、浅睡眠交替的频率也会逐渐减少。

从深睡眠到浅睡眠有一个过程，在这个过程中宝宝可能出现几声哭叫，声音与平时的哭闹是不同的。也有可能出

妈妈来信

问：席老师，我家宝宝100天，最近发现他睡觉时突然就惊醒了，眼睛瞪得大大的，向周围看，又慢慢地把眼睛闭上。请问这是怎么回事？是不是宝宝缺什么营养素？

答：当宝宝睁眼时，其实他是没有意识的。他很快又恢复了浅睡眠状态，再过渡到深睡眠。如果这时妈妈过去干预，宝宝就会醒了，反而会影响他的睡眠。

现躁动，身体来回扭动。这说明他可能要进入浅睡眠状态。浅睡眠时，宝宝受到饥饿、尿湿或外界声音影响，很容易醒来。所以当宝宝处于浅睡眠时，妈妈不要着急干预，否则他就无法从浅睡眠进入深睡眠。

宝宝的睡眠时间

新生儿的睡眠时间比较长，一般为16~20小时，但每个宝宝都是不同的个体，不能一概而论。我们需要综合观察宝宝的睡眠时间。

新生儿期，没有形成昼夜规律。由于宝宝的胃比较小，妈妈哺乳的频率也比较高。有的宝宝睡醒后会清醒几分钟，有的会醒半小时或1小时，差异也是很大的。

有的宝宝喝奶时可能就进入了睡眠状态。我在医院查房的时候，很多妈妈对我说："大夫，我家宝宝现在黑白颠倒了，白天总睡，晚上就不睡觉。"其实这么大的宝宝没有白昼之分，如果他晚上不睡觉，我们就要查一查原因。

宝宝到了两三个月，睡眠时间就短了一些，每天睡眠时间在14~16小时。晚间的睡眠时间会延长，有的宝宝晚上可以睡五六个小时。这时妈妈要注意不要让他睡得时间太长，因为这么大的宝宝胃还是比较小的，到了5小时可以尝试给他喂奶。

1岁的宝宝每天的睡眠时间为12~14小时，有的宝宝晚上可以一觉睡到天亮。10个月~1岁的宝宝白天有固定时间的小睡。

妈妈来信

问：席老师您好，我家二宝现在4个月过1周，自从学会翻身后，一睡觉就趴着睡，有时能睡3小时，一动不动，这会不会有问题呢？

答：妈妈不用担心，宝宝睡得很踏实，你不用管他。现在他自己翻身的能力已经很强了，宝宝不会出现窒息，引起一些危险。妈妈帮宝宝把床上收拾干净就没有问题。宝宝会翻身后，妈妈需要注意的问题只有一点，就是不要让宝宝滚到地上，避免意外伤害的发生。

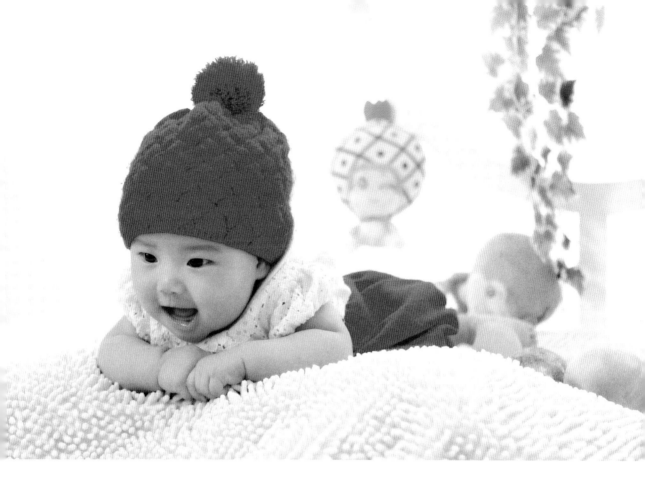

宝宝的睡眠姿势

　　妈妈们还有一个比较纠结的问题，就是婴儿的睡眠姿势。我们先来了解宝宝的睡眠姿势有哪些，成人的睡眠姿势有几种，宝宝同样也有几种。新生儿的睡眠姿势和他在子宫内的姿势有一定的关系。宝宝最普遍的睡眠姿势就是仰卧位，新生儿睡觉时较多位于仰卧位。和仰卧位相反的姿势是俯卧位，趴着睡的宝宝一般睡得比较踏实，但是新生儿期要考虑到他的睡眠安全。还有一种睡姿是侧卧位。有的宝宝是要大人抱着睡，这是一种不好的习惯。

　　有的妈妈问我："宝宝能趴着睡吗？"在宝宝处于安静觉醒时可以让他练习趴着，宝宝哭闹的时候让他趴下来，宝宝很快就安静了。在新生儿期，要格外注意宝宝的睡眠安全，在大人的看护下，让宝宝的头偏向一侧趴着睡。宝宝趴着时，受到床的支撑，腹痛和腹胀会得到缓解，因此在宝宝哭闹时，可以尝试让他趴下来。

　　一个爸爸发给我一段视频，他的宝宝刚出生5天，还没出院，趴在床上时已经开始抬头了，抬一会儿累了，就趴下来休息，一会儿又费力地抬头，还转向了另一侧。

看！这么小的宝宝都学会调节自己的头了。

下面我们来介绍一下宝宝最佳的睡眠姿势，这是跟宝宝的月龄有关的。对于新生儿，为了避免溢奶，在喝奶完毕拍嗝后，可以让他右侧卧位睡觉，但是不要长久处于右侧卧位。这时如果宝宝发生了吐奶，奶是顺着嘴角流出来的，在他的脸旁边垫一块小毛巾，及时把奶擦干就行了。之后就可以给宝宝变换成左侧卧位。在有人看护的情况下，适当的仰卧位也是可以的。侧卧位和仰卧位可以避免婴儿的猝死，保证宝宝的睡眠安全。而宝宝最舒服的睡姿实际上是俯卧位，当宝宝处于俯卧位时，旁边一定要有大人看护。

有的妈妈问我："席老师，我应该给宝宝用枕头吗？"市场上也有卖婴儿定型枕的。定型枕有很多种，正确的定型枕应该是U形的，中间是凹进去的。如果中间是高的，会影响宝宝的呼吸。一般的枕头最原始的枕芯就是荞麦皮的，比较安全。有的妈妈用绿豆给宝宝做枕芯，有的妈妈用茶叶。如果选择茶叶做枕芯，要注意其中是否有尖的茶叶梗，它会扎到宝宝的头皮。如果用杂粮做枕芯，要看看它的颗粒会不会太大。夏天宝宝容易出汗，要注意经常晾晒枕头。妈妈做好或买好枕头后，要用面部试一试枕头是否安全、舒适。

枕头的高度也是有学问的，出生3个月内的宝宝是不用枕头的。因为人的脊柱弯曲是随着生长发育逐渐形成的，第一个是颈曲，第二个是胸曲，第三个是腰曲，第四个是骶曲。在新生儿期颈曲还没有形成，这时给他枕枕头，宝宝的头会向下低，他的呼吸道和食管就会改变形状，过度地抬高新生儿的头部，就会影响他的呼吸。如果宝宝的头仰着不舒服，可以在他的头下垫一块毛巾，最多折两折，不能再高了。毛巾还有吸汗的作用，要经常清洗、更换。出生3个月以后，宝宝可以逐渐睡枕头了。枕头的高度在1厘米~2厘米。7个月后可以逐渐调整枕头的高度，最高不要超过3厘米。3岁以后再逐渐调整高度。

Mom's clip

我提醒妈妈在给宝宝选枕芯的时候一定要把握一个原则，就是宝宝枕上去很舒服，不要硌着宝宝娇嫩的头皮。

影响睡眠的因素

宝宝的睡眠问题是普遍存在的。有研究数据显示，20%~50%的宝宝在成长过程中会经历一种或多种睡眠问题。53%的婴幼儿半夜夜醒，不是每个宝宝都能睡整宿觉，80%的儿童睡眠障碍会持续到3岁。可见宝宝的睡眠问题困扰着家长。

要想解决宝宝的睡眠问题，我们首先来了解影响宝宝睡眠的因素。

影响宝宝睡眠的首要因素是饥饿，新生儿和婴儿的胃比较小，吃奶的频率比较高，喂奶间隔的时间就短。因此会导致宝宝在睡眠中感到饥饿，引起哭闹。

当宝宝睡觉时拉了、尿了，也会醒来。

宝宝的习惯问题也会影响他的睡眠，比如家人给宝宝养成的不良习惯，抱着睡、拍着睡等。有的宝宝含着奶瓶或妈妈的乳头睡。

宝宝在睡前过度兴奋，过饱或饥饿，也会影响宝宝的睡眠。妈妈们常有一个误区，认为睡前给宝宝吃点儿东西会让他睡得更好。实际上睡前吃得过饱，宝宝躺在床上时肠胃不舒服，更难以入睡。

还有一些其他因素需要妈妈注意，当宝宝哭闹时，妈妈要检查房间的温度是不是过高或过低，

妈妈来信

我的儿子快8个月了，从出生到现在睡觉一直是个大问题，入睡特别难，从小就需要大人抱着他摇来摇去。最近连抱着睡都不行了，非要到外面去。这可怎么办呢？

席老师贴心提醒

白天时可以给宝宝用尿布，夜间小婴儿可以用尿不湿。尿不湿渗透性很强，因此宝宝不会因为潮湿不适而惊醒。

以及宝宝是否有其他不适。

有一个宝宝睡觉之前哭个不停，妈妈用安抚奶嘴让宝宝停止了哭闹。第二天给宝宝洗澡的时候，发现宝宝的脚趾被袜子上的线头缠住了，脚指头又红又肿，妈妈发现以后后悔极了。

4个月以后，宝宝开始长牙了，牙龈不适，有一点儿低烧夜里也会哭闹。

有一种夜间哭闹的情况是宝宝做梦了，这一般发生在大一点儿的宝宝身上，白天觉醒的时间长了，学到的东西也多了。这时妈妈可以稍微哄哄宝宝，如果怎么哄都不行，可以把宝宝叫醒。

当宝宝缺钙时，会造成晚上哭闹。宝宝是否缺钙，需要医生来诊断。

当宝宝生病了，也会造成晚

上哭闹。妈妈要注意及时判断。当宝宝因为疾病造成睡眠困难时，哄是没有用的。

还有一种特殊的状况是剖宫产的因素影响，剖宫产的宝宝和自然产的宝宝由于分娩方式的不同，出生后睡眠可能会受到影响。家人可以用其他方式安抚宝宝，缓解这种生产方式带来的弊端。

习惯是一天天养成的，一旦形成，想要纠正就非常困难。希望妈妈吸取这个教训，不要走她这条路。

宝宝的睡眠问题 Q&A

下面总结了妈妈们疑问比较多的几个问题，给大家介绍一下。

1. 怎么判断宝宝是否睡熟了？

宝宝睡觉时一动不动，哪怕旁边有声音，他也不会动。轻轻抬起他的肘部或小腿，会自由地落下去。宝宝的身体不会突然抽动，也不会突然醒来。宝宝的呼吸深沉，感觉像打鼾一样。

2. 安抚奶嘴应不应该用呢？

有的人说，国外的宝宝很多都用安抚奶嘴，中国的宝宝当然也可以用。我参加过一些口腔科培训，听到很多口腔科大夫说，长期使用安抚奶嘴，对宝宝的牙齿是有影响的。所以妈妈不要为了一时省事，就给宝宝用安抚奶嘴。迫不得已的情况下可以暂时使用，不要长期使用。

3. 宝宝睡觉时总摇头怎么办？

新生儿和婴儿最大的散热部位就是在头顶，所以当宝宝穿盖太多时，会首先通过头部散热。头部出汗时会刺激头皮发痒，宝宝不能像大人那样抓挠，就会摇头或用头蹭床。这就导致了新问题的出现，很多宝宝后脑勺会有一圈没有头发。有的妈妈因此担心自己的宝宝缺钙，其实大多数宝宝都不缺钙。有一种特殊的状况会导致宝宝摇头，就是宝宝耳朵有问题了，比如中耳炎或其他疾病。妈妈判断不清时，要带宝宝看医生。

4. 宝宝睡觉时头总偏向一侧，是不是有问题？

这是一种习惯，妈妈可以慢慢纠正。有一种情况是宝宝被光亮吸引，妈妈要注意排除这种情况。还有一种特殊情况是先天斜颈，需要医生的治疗并配合按摩。

5. 如何戒除睡眠安慰（针对6个月以上的宝宝）？

戒除睡眠安慰的方法其实很简单，用一句话概括就是延迟安慰法，也叫延迟满足。这个方法要分次、分时间操作。

第一天

宝宝第1次哭闹时，妈妈要延迟3分钟过去安抚他。

宝宝第2次哭闹时，延迟5分钟。

宝宝第3次哭闹时，延迟7分钟。

如果宝宝继续哭闹，都是延迟7分钟过去安抚。

第二天

宝宝第1次哭闹时，妈妈要延迟5分钟过去安抚他。

宝宝第2次哭闹时，延迟7分钟。

宝宝第3次哭闹时，延迟9分钟。

如果宝宝继续哭闹，都是延迟9分钟过去安抚。

第三天

宝宝第1次哭闹时，妈妈要延迟7分

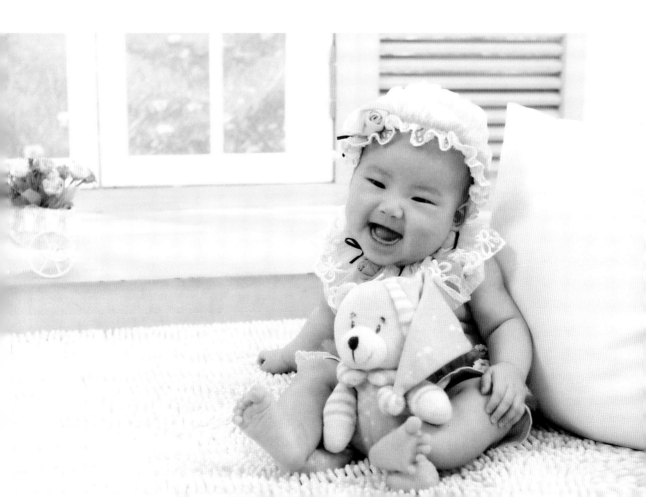

钟过去安抚他。

宝宝第2次哭闹时，延迟9分钟。

宝宝第3次哭闹时，延迟10分钟。

如果宝宝继续哭闹，都是延迟10分钟过去安抚。

第四天

延迟安抚的时间从10分钟开始。

使用这种方法，需要家长有一颗坚强的心，要能承受宝宝长时间的哭声。但是家里的老人往往接受不了，如果没到延迟的时间就去哄宝宝，就会前功尽弃。

培养良好的睡眠习惯

为了避免宝宝出现睡眠问题，妈妈们要有意识地培养宝宝良好的睡眠习惯。

■■ 创造良好的睡眠环境

给宝宝创造良好的睡眠环境，房间要安静。让宝宝有白昼和黑夜之分。是不是要关上电视，大人们不要说话，连走路都不行呢？不是这样的。宝宝睡觉时可以关小电视的音量，大人们小声说话就可以了。

卧室的灯光要暗，拉上窗帘。让宝宝知道现在是晚上了，该睡觉了。室内的空气要清新，如果空气污浊，人就会不舒服。

室内的温度和湿度要适宜，温度太高，宝宝会不舒服。房间太干燥，宝宝的鼻黏膜干燥，呼吸不畅，还会降低免疫力。

■■ 培养规律的作息

该睡觉的时候睡觉，该起床的时候起床，这个习惯是从小养成的。生活的节奏和生物钟需要从小培养。

睡前不要吃得过饱，也要避免饥饿。睡前也不要喝太多水，增加起夜的次数，影响睡眠。

■■ 培养宝宝单独睡觉

不要让宝宝睡在爸爸妈妈的大床上，这样大人也睡不好，宝宝也睡不好。宝宝

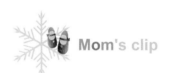

Mom's clip

一个八九个月大的宝宝，就发生了这样的意外。睡觉时头钻进了爸爸妈妈的被子，出不来了。大人白天工作太累，晚上睡得很实，第二天早上醒来，发现宝宝已经窒息身亡了。全家人悲痛欲绝。

还有一个宝宝，从小和妈妈睡大床，爸爸怕自己睡觉时压着宝宝，就睡在沙发上。等到宝宝稍微大一点儿，爸爸想要回到大床上睡，宝宝却不干了，拿手拼命拍打床。

单独睡一张床可以培养他独立睡觉的习惯，也能保证睡眠的安全。避免发生窒息而危及宝宝的生命。

在宝宝开始犯困还没有睡着时，就把他放在小床上，父母可以离开，让他独立入睡。

家长要尽量避免宝宝养成不好的睡眠习惯，一旦养成，想要纠正就很难了。

确保婴儿床的安全

给宝宝挑选婴儿床时要注意安全性，防止宝宝在睡觉时从床上跌落。同时不要为了方便，在床上堆太多的杂物，如尿布等，以免杂物落下，堵塞宝宝的呼吸道。

让宝宝学会自己入睡

小宝宝尤其是新生儿期，还是需要妈妈的安抚。而对于大宝宝，要让他学会自己独立入睡。有的家庭把宝宝放在摇篮里哄他入睡，我们可以和宝宝在摇篮里做游戏，摇的幅度不要太大，但是摇篮不是睡觉的地方，不要让宝宝养成在摇篮入睡的习惯。

婴儿自我平静入睡也是他情感发育的必要过程，不要让宝宝养成这种依赖，最终宝宝是要离开父母的。宝宝要有独立的房间、独立的小床，给他一个私密的空间。

避免使用入睡安慰物

尽量不要使用睡眠安慰物，让宝宝学会独立睡觉。

其他习惯

白天不要让宝宝睡得过多，睡前不要让宝宝过度兴奋，可以设定一个睡眠程序，让宝宝逐渐进入睡眠状态。

对于入睡困难的宝宝，给他洗澡、做抚触、听轻柔的音乐，都有助于宝宝入睡。

给宝宝提供一个安静、舒适的睡眠环境，让宝宝享受优质的睡眠，这样妈妈也开心，全家都快乐！

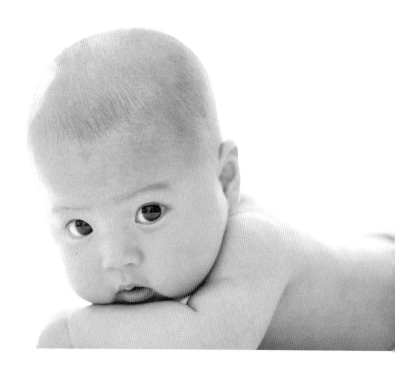

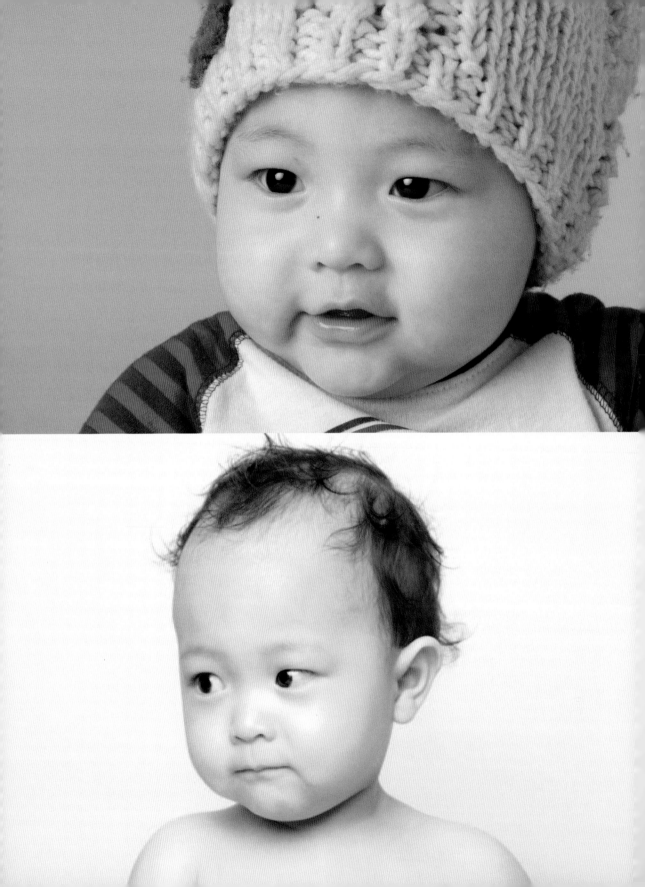

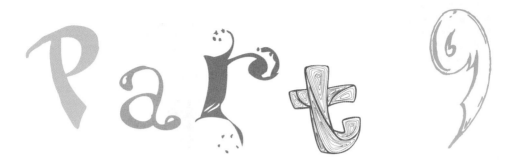

第9课

婴儿用品准备

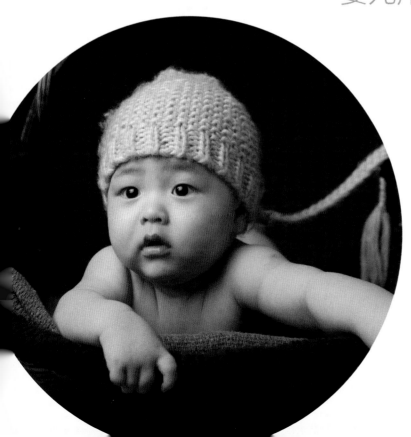

大家从身边的家长身上都可以感觉到，无论是准爸爸、准妈妈，准备最多的东西都是给宝宝用的。宝宝的衣食住行，方方面面都要照顾到，都需要去添置。在开始介绍宝宝的用物准备之前，先来了解一下给宝宝购买物品的时候应该注意哪些事项。

购买准则：安全第一

现在的母婴市场确实很大，但是我们要时刻以婴幼儿的健康为首要考虑因素，在购买相关物品的时候，我们首先要考虑到宝宝的安全问题，永远是安全第一。

婴童市场的产品不断增多，给准爸爸、准妈妈提供了很大的方便。过去很多东西都没有，需要家人亲手做，非常辛苦。现在方便了，什么都可以去买，产品应有尽有。现在的市场给宝宝的成长提供了一个物质很丰富的环境，让宝宝能够幸福、温馨、舒适、安逸地成长。尤其是一些智能玩具的出现，对宝宝的大脑发育起到了良好的促进作用。

需要我们重视的是，婴幼儿自我保护意识很弱，购物时是爸爸、妈妈在选择，宝宝没有自主选择权，你给他什么，他就用什么。并且婴幼儿的反应是迟钝的，是滞后的，比成人慢很多。看到一个东西，

他不觉得这个可能会伤害到他。他的自我保护意识比较差，是很容易受到伤害的。因此我们反复强调，爸爸、妈妈在给宝宝购物的时候，不管是什么类型的产品，都要考虑到安全第一。

宝宝衣物的选择

■ 衣物选择标准

曾经有位妈妈问过我："席老师，小孩的衣物有什么讲究吗？"我告诉她可以去查一查我们国家2008年10月1日颁布的婴幼儿服装标准。这些标准都包括什么内容呢？这里大家可以简单地了解一下。

首先，婴幼儿服装标准里的"婴幼儿"指的是2岁以内（包括2岁）的儿童。

其次，衣服不可检出汞、铅、砷等重金属。

最后，标准量化，领口、外露绳带的长度都有严格的标准。

有些人不明白为什么要制定这些标准，这个主要还是从宝宝的安全角度考虑。有些人可能会觉得奇怪，服装上怎么还会有重金属啊？其实大家平时仔细观察一下就会发现，小宝宝衣服上会有亮片儿、纽扣，这些到底是什么做的呢？家长

也不是专业人员，很可能不太清楚。所以国家才会制定了许多严格的标准。

（1）有的套头衫在套的时候宝宝可能会觉得不太方便，不舒服。套头衫的领口、领围的要求不能小于52厘米。

（2）金属的配件（扣子、饰物）要求不能有毛刺，而且不能太锐利，不能有尖。这些都有可能对宝宝的身体构成威胁。

（3）拉链不可以脱卸。如果拉链拉到头，掉下来了，这个是不可以的。

（4）绳带外露的长度不能超过14厘米。因为有时候绳带太长，一不小心被牵拉走了，就有可能伤害到宝宝的脖子。比如妈妈怕风把宝宝的帽子吹跑了，就会帮宝宝把帽子上的带子系上。在人比较多的场所，帽子不小心被什么挂住了、拽走了，就会勒到宝宝的脖子。所以衣服上的绳带不能太长。平时妈妈给宝宝系一个活扣就行，以免勒住宝宝，发生意外。

（5）不能添加分解芳香胺燃料。此类燃料如果分解的话，小孩口鼻吸入会对健康有影响。我有一个朋友，她买衣

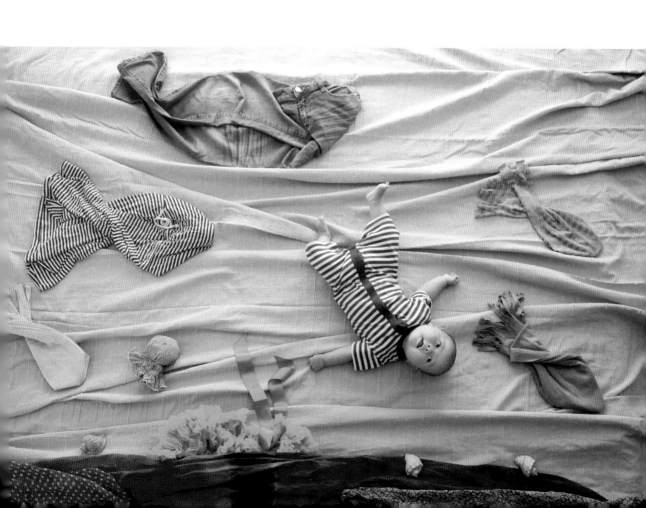

服的时候也没太在意，买了就走了，结果回家发现衣服有味道。她就使劲儿洗啊洗，洗得完全没味道了才敢给宝宝穿。大家买衣服的时候要注意上边的洗标，有的衣服会标明不可水洗，只能干洗。如果干洗的话是需要干洗剂的，里边都是化学物质。被干洗剂洗过的衣物，如果让宝宝马上穿，可能也会引起一些呼吸道的问题。所以我们尽量不要买这种必须要干洗的衣服。

说到衣服面料的选择，妈妈在给宝宝购买衣物的时候，尽量选择纯棉的面料，柔软、舒适。颜色应该以淡色的为主，不要选择大红大绿的颜色。衣物上不要有很多的装饰物，比如小豆豆、小亮片之类的。因为宝宝很容易吞入这些异物，发生意外。有的宝宝会把衣服上的装饰物塞到鼻孔里，放到耳朵里，或者直接吞下去。

衣物的系带不能太长。衣服的扣子要低一点儿，低于宝宝的下颌，不要在下巴处产生过多的摩擦。衣物的缝合要结实，也要易于穿脱。

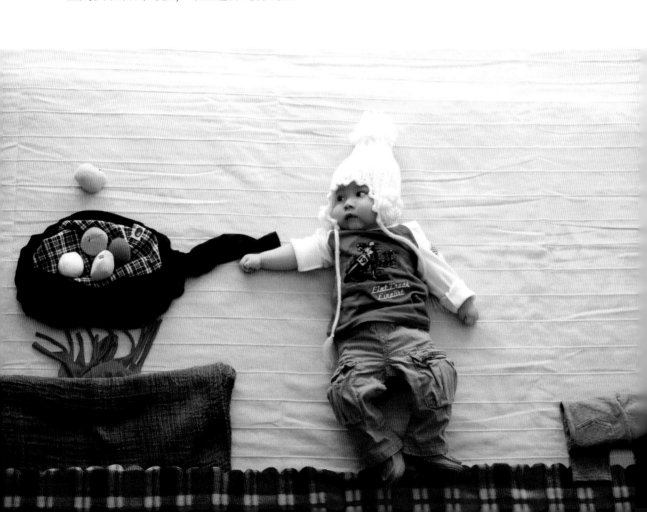

3个月以内婴儿的衣物选择

对于3个月以内的宝宝，最适合的就是小和服。和服穿的时候是左边一搭，右边一搭，没有脖领，不会摩擦宝宝的脖子，而且穿脱方便。

2~3个月的宝宝，其实不太适宜穿裤子。因为这么大的宝宝换尿布换得特别勤，经常穿脱裤子，会特别麻烦。我建议就给他穿一个睡袋，是比较方便的。

宝宝大一点儿的时候，妈妈想给他打扮打扮，穿条连脚裤，这种款式就更不方便了。我建议父母买的时候注意一下脚的部分，有的连脚裤脚的部分不是一整片布，而是两片布缝合在一起的。有时候宝宝的脚趾尖正好蹭在这个封口处，如果上边有一些线头、毛絮，可能就会进到宝宝的指甲缝里，最后时间长了容易引起甲沟炎。有的宝宝来医院体检打针的时候就发现了这个问题。所以给宝宝选择连脚裤的时候要注意观察。如果已经有了带封口的连脚裤，不如把封口剪开，变成一条普通的裤子，也别浪费一件衣服，挺可惜的。

连脚裤还容易出现的一个问题是，抱着宝宝的时候，他的身体受地心引力的牵引，是向下的，而宝宝的脚被布料兜住，就蜷缩在里边了，伸不直，这也会影响宝宝腿脚的发育。当然一天两天没关系，时间久了，对发育还是有一定影响的，妈妈们还是要小心一点儿。

关于裤子还有一点，就是给宝宝穿裤子的时候要注意他的腰。这么小的宝宝根本没有腰，小肚子鼓鼓的。妈妈要注意裤腰的部分，有的裤子是松紧带，如果特别紧的时候，要注意别让松紧带勒住宝宝的肚子，他会不舒服。吃奶前、吃奶后，腹壁的膨胀程度也不一样，为了增加宝宝的舒适度，一定要注意裤子松紧的程度。

2~3个月的宝宝，是比较适合穿睡袋的。其实每个医院都会给宝宝准备好睡袋，避免父母买错了造成不必要的浪费。宝宝出生以后，第一个要用的服装就是小睡袋。过去我们都是捆蜡烛包，蜡烛包如果捆不好，会影响宝宝的身体发育，影响他自如的活动。我们把睡袋摊平，有点儿像一个大和服。睡袋的下方也就是脚的部分是可以折叠起来的，两边配着尼龙粘扣。这是为了方便妈妈调节睡袋的长短，随着宝宝长大，粘扣就可以不断地往下粘，给睡袋留出一些余量。

使用睡袋的时候，我们把宝宝平放在睡袋中央，两个小胳膊从左右两片袖子的部位伸出来，搭上和服的两襟，两襟上也是有尼龙粘扣的，我们给宝宝粘好，不要太松，以免衣服滑落，也不要太紧，妨碍宝宝的呼吸。

睡袋的下摆像小帘子一样，从下向上反折，搭好。左右两侧各有一根小绳子，松松的稍微系一下就可以了。在医院的时候，小带子上通常别着宝宝的床头卡、胸牌。上边会有妈妈的名字、宝宝的性别，用来识别的。穿上这种睡袋，他的腿在里边是可以自如活动的，小胳膊也可以自由伸展。

随着宝宝一天天长大，身量变长了，我们就可以把最下边的一片打开，反折的时候多留出一点儿余地，整个睡袋就增长了一截，可以保证宝宝多穿一段时间。不是说一个月以后穿不了，我们就扔了。如果宝宝继续长大，睡袋最下边这一片我们干脆可以打开，让宝宝的小脚丫露出来，如果怕他冷，可以在外边加盖一个小毯子。

这个睡袋虽然简单，但很实用，可以穿很久。宝宝穿起来舒服，妈妈用起来经济实惠。这就是我们医院给宝宝穿的小睡袋。很多妈妈都觉得特别好用，有的人还会回来找我们要。

■■ 其他衣物配饰

还有一些常见的宝宝用物，我们在这里给大家简单介绍一下。

（1）帽子

很多妈妈会给宝宝买一些小帽子。尤其是冬天外出的时候，保暖防寒。在选择帽子的时候，有一个主要的原则就是不要选择带毛的。因为宝宝皮肤很敏感，接触到皮毛可能会导致过敏问题；选择的帽子不要有绳带，即使有也不要给宝宝系上，并且绳带的长短不能超过14厘米。有的妈妈怕宝宝的帽子被风吹走，就给宝宝系上绳带，这是不可取的。宝宝年龄很小，不会保护自己，绳带系上以后如果勒住脖子，妈妈没有及时发现，就会影响宝宝呼吸。

（2）袜子

很多家长喜欢给宝宝买小袜子。对于还穿着睡袋的宝宝来说，袜子不是必需的。往往是等宝宝穿上裤子之后，再配合穿上袜子。三伏天特别热的时候，袜子穿不穿其实都可以，只要把宝宝的小肚子盖上就行了。袜子的选择，也要从细节上考虑。

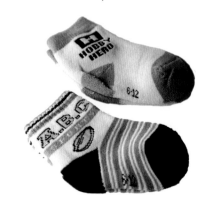

首先应该看袜口是不是很紧，妈妈们可以用自己的手去感受一下。如果袜口很紧，可能会勒到宝宝的小脚腕。勒得时间长了，会影响血液循环，所以袜口的松紧要适宜。再来看看袜子的材质，小孩比较敏感，尽量选择纯棉材质的衣物。如果不是纯棉的，就要注意观察宝宝穿上袜子以后皮肤有没有变化。

我们给宝宝买袜子的时候，一定里外都看看，如果里边有线头，一定要处理干净。如果宝宝在穿袜子的过程中不注意，就会把脚套进去，可能会把脚趾头勒住，时间越长，勒得越紧，宝宝也不会说，小脚丫可能就会出问题。

（3）围嘴

围嘴对于宝宝来说也是常用的物品。比如宝宝吐奶的时候，添加辅食后给宝宝喂饭的时候，都会用到围嘴。妈妈在购买母婴用品的时候可以留心一下，很多围嘴会作为赠品送给你，大家也不用为了围嘴着急。

在选择围嘴的时候，也要看看围嘴的后边是不是有一个隔水层，这种隔层可能是化学质地的，不透气，不要让它直接贴在宝宝的皮肤上。

给宝宝戴过围嘴的妈妈可能都知道，宝宝有时候会不喜欢这个围嘴。本来好好的，突然脖子上多了一个东西，他可能就要拼命地去拽。围嘴后边就不要系死扣，否则他自己使劲一拉，容易勒到自己的脖子。有的围嘴后边是粘扣，宝宝一拉，粘扣就掉了。要注意保护宝宝的脖子，不要勒到宝宝。

（4）手套

妈妈在给宝宝买婴儿套装的时候，里

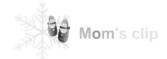
Mom's clip

新闻里报道，一个小宝宝出生以后正好是冬天，天气特别冷，家里的老人担心小孩手凉，就给宝宝戴上两个小手套。这个手套比较厚，不合适，老是掉。老人就给宝宝手腕上勒了一根绳子，固定手套。结果一只手上的绳子勒得太紧了，前臂的下1/3都变成黑紫色了。后来宝宝送到医院，那只手被诊断为缺血性坏死，最后手被截肢了。其实大人也是好意，怕宝宝着凉，却给宝宝带来了终身的残疾。

边可能会有个小手套。这个小手套我是不主张大家买的。因为如果给宝宝戴上手套，手的发育就受到了限制。宝宝今后是要学习的，他的学习方式主要就是靠手去触摸，抓呀、拿呀、捏呀，很多精细的动作都需要手。如果你把他的手限制住了，宝宝的触觉发育就少了很多。这样对他的脑发育也是有影响的。所以我不主张给宝宝戴手套。有的妈妈说宝宝长了湿疹，老去用手抓挠，是不是得戴手套？这种情况下你首先要把他的指甲剪短，而不要首先考虑戴手套。如果剪了指甲他还是抓挠，可以在他醒着的时候给他戴上手套，但是时间一定要短，不要长时间戴着。如果湿疹严重，建议大家去医院看一看，

必要的时候用药治疗。

不要小看手套，使用不当的话会给宝宝带来意外的伤害。那我们在使用的时候千万要小心，原则上是尽量不要给宝宝戴手套。

有的妈妈说宝宝冷怎么办，我建议大家给宝宝穿袖子长一点儿的衣服，小孩的手就缩在里边了。有时候宝宝的手露在外边有些凉，妈妈可以给宝宝测一下体温，可能是宝宝本身体温低，小手露在外边凉一点儿也问题不大。

借着手套的话题在这里提醒大家，不要因为自己一时的疏忽大意，给宝宝带来健康的隐患。

■■ 尿裤的使用

(1) 纸尿裤

每个妈妈都会给宝宝准备纸尿裤，纸尿裤给妈妈们带来了很大的方便。

纸尿裤的选择有这样几个原则。

第一，透气性要好。因为小宝宝尿过以后，尿裤很潮湿，尿又有温度，两者叠加起来，温暖的潮湿的环境老刺激宝宝的臀部，可能臀部就会出现问题。

第二，吸水性要好。妈妈可以像电视里做的实验一样，把尿布打开，一点一点往里边倒水，看看尿裤对水的吸收性如何。把手放在尿裤上抹一抹，看看手是不是干爽。

第三，柔软性。妈妈可以用手去感觉一下尿布的柔软度，就像平时买衣服的时候用手去感受一下衣服的面料一样。用手摸一摸，想想这样的

尿裤穿在宝宝的小屁股上是否会带来舒适的感觉。

第四，尿裤粘胶的性能。有的时候宝宝哭了，妈妈把尿裤打开看看是否拉了、尿了，一看可能没有事情，想再把尿裤粘上，合度不够粘不上了，这样的尿裤质量也是不好的。

第五，尿裤的厚度。夏天比较热的时候，妈妈愿意选择一些比较轻薄的纸尿裤，这个也没问题，就是多了一种选择。

第六，锁水性。上边说了尿裤的吸水功能，这里也要强调一下锁水性。所谓的锁水性，就好比一个海绵，上面倒了水，用手一攥，水就出来了。如果一个尿裤上边有液体，我拿手一压，水就出来了，这尿裤的锁水性就不好，宝宝的屁股就容易被尿液闷着，产生红屁股的情况。

第七，尿裤的平整度。现在尿裤的品

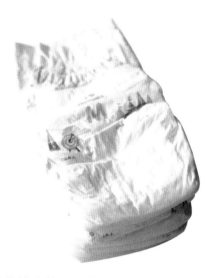

牌特别多，有的妈妈会拿着两种尿裤来找我，说席老师你看这两个尿裤不一样。这个尿裤尿完以后平平坦坦的，但是另一个尿裤湿了以后就一坨一坨的，里边的填充物就不均匀了，好像结成一团一团的了。这种不平坦的尿裤是不是就不好？

这种结团的尿裤并不一定是不好，只是它的填充物里没有添加更多的黏合剂，这个黏合剂是一种化学物质，如果加进去，尿裤可能就平坦了。有的宝宝用了没问题，但是极个别宝宝可能就会产生过

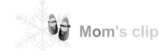

Mom's clip

有一年8月，天气非常热，我去查房的时候，病房里有3个妈妈，排成一排，有一个小宝宝晾着小屁股，另外两个宝宝穿着小尿裤，上边穿着小和服，看着特别舒服，宝宝也不热。我发现晾着屁股的宝宝屁股后边起了一片疹子。我就问妈妈："宝宝刚出生这么几天，屁股怎么这么红，是穿尿裤穿的吧？"妈妈说是穿尿裤过敏，起了好多疹子，索性就不给他穿了，晾晾小屁股。但是其他宝宝穿的跟这个宝宝穿的都是一个品牌的尿裤，人家都没有事，这个宝宝却过敏了。每个宝宝的肤质都不一样，对别人家的宝宝适用的，对自己家的宝宝不一定适用。

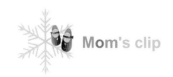 **Mom's clip**

敏，发生臀红，毕竟黏合剂是一种化学物质。里边增加了一种化学物质，对于宝宝来说就增加了一分风险。所以我们不要以平坦、有没有结块来判断尿裤的好坏。

第八，尿裤的弹性。尿裤的两侧有两个"小翅膀"，"小翅膀"弹性越好，宝宝穿起来就越舒适。宝宝吃奶前后小肚子的大小不一样，吃奶后小肚子鼓鼓的，这时候如果尿裤弹性好的话，宝宝穿起来比较舒适。

第九，尿裤的附加成分。有的尿裤广告上说产品里有芦荟，或者其他具有护肤功能的成分。这些成分也许能起到一定的干燥作用，但是有的宝宝可能就对这类物质过敏。

购买尿裤也不是越贵越好，适合宝宝的就是最好的。曾经有一个长辈跟我说："席老师，我们宝宝穿的是最贵的尿裤，朋友从国外专门带回来的，结果屁股红了，怎么办？"我说："那你就给他换掉吧，既然原因很明确，就是因为换尿裤导致的臀红，那就不要用了，浪费就浪费吧，宝宝的健康是第一位的。"

（2）尿布

也有的妈妈会给宝宝选择尿布。首先我建议最好选择纯棉的，因为小孩的皮肤很娇嫩。其次要选择无色的、柔软的，妈妈可以贴在自己的皮肤上感受一下，觉得舒服的才行。为什么要无色的？因为宝宝经常大便，妈妈需要观察大便的性状、颜色、有没有奶瓣等，有很多很多需要观察的东西。如果尿布是花的，就很难观察了。有的尿布掉色，会染到小孩的皮肤上。

尿布用完以后，我建议大家用热水烫一烫，杀死残留的一些细菌。等到水温了以后，把尿布拧干，晾在紫外线充足、通风的地方。

（3）纸尿裤与尿布的选择

我建议大家晚上睡觉的时候用纸尿裤。因为宝宝晚上睡觉的时候，频繁叫醒他把尿，会影响他的睡眠。还有带着宝宝出去体检打针的时候，应该用纸尿裤。因为出门在外，宝宝拉了、尿了，你还得把尿布拿回家处理，非常不方便。

白天在家的时候，可以给宝宝用尿布。根据自己和宝宝的情况，灵活地进行恰当的选择。

选择了尿布的妈妈，究竟该怎么叠尿布呢？还要学会一些基本功。折叠尿布有长方形、三角形等不同的叠法。长方形的尿布可能比较窄，宝宝的大小便容易外渗。我们要学会三角形的叠法，要中间厚，两边薄，这样宝宝穿起来就比较舒适。

食具与哺乳用品的选择

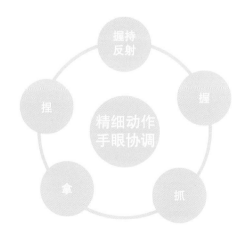

选择食具要注意

（1）材料要安全

（2）颜色涂料要安全

有一些餐具的内部也是有颜色的。这种颜色涂料在经过高温加热之后是否安全，妈妈一定要注意。

（3）食具的大小

宝宝的手也小，口也小，太大的餐具宝宝拿不住。

（4）食具的形状

食具的设计也有讲究，以能吸引宝宝的注意力，简单、安全并且适龄的设计为最佳。

宝宝食具的选择

（1）水杯

宝宝长到8个月以后就应该开始用水杯喝水了。有的妈妈早期选择了人工喂养或混合喂养，家里有奶瓶，觉得直接用奶

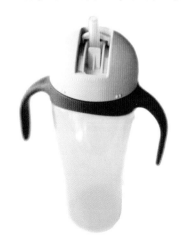

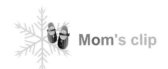

有一个妈妈来找我咨询，说自己家的宝宝一用奶嘴喝奶就呛着，前后换了好几十个奶嘴，都不起作用。我问她宝宝呛奶到底是什么原因，是不是奶嘴口太大了，让她注意奶嘴的开口处是什么样。

瓶就可以给宝宝喂水了。我建议大家，宝宝到了8~9个月的时候应该让他学会用水杯喝水。

宝宝的手很小，他抓握的时候跟成人的姿势也不一样，需要宝宝专用的一种水杯。现在市场上有一种杯子叫"学饮杯"，上边有一个小管。我个人觉得宝宝最终是要用普通杯子喝水的，早点学习用普通杯子喝水，让他用手拿着，练习抓握的能力。在练习用水杯喝水的时候，学会把杯子抬起来，让水进入到自己的口腔，他要学着知道抬到什么程度，这个杯子就不能再仰了，要不然就会呛到，或者流到身上。在这个过程中，他就要

学会去控制自己的动作，这是一个手脑协调的练习。所以用杯子喝水是宝宝学习的一个好的机会。

如果妈妈为了方便，总是给宝宝用有吸管的杯子，宝宝习惯以后可能很长时间都学不会用普通的杯子喝水。这种学饮杯适合什么时候用呢？带宝宝外出的时候用就很方便，用吸管不会弄湿衣服，吸管外边还有一个小盖子，盖上之后保证管口的卫生。

在家里，要给宝宝准备一个专用的水杯去喝水，练习拿、抓等精细的动作，并且要学会手眼协调。把杯子放在自己的嘴边，掌握一定的角度喝水，是需要宝宝学习的。

对于宝宝来说，不管是吃饭还是喝水，都是一个学习过程，是成长必经的阶段。

（2）奶瓶、奶嘴

一旦宝宝需要人工喂养，不能实现完

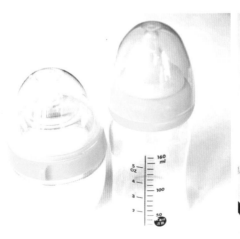

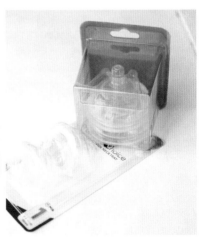

全母乳喂养，就需要用到奶瓶、奶嘴了。

现在市场上的奶瓶也是五花八门的，玻璃奶瓶比较重，小孩拿起来费力气，又容易摔碎，有安全隐患，塑料奶瓶要看瓶底的安全标志，什么样的标志是安全的，什么是不安全的，妈妈要仔细区分。

还有一个最简单的判断方法，两个奶瓶放在面前，一个特别透亮，一个颜色发暗。你会选择哪个呢？可能很多妈妈会选择第一个，认为看起来干净透亮的奶瓶是安全的。其实这是错误的。越透亮的奶瓶，里边含有的化学元素可能导致的安全隐患就越多。这是一个简单的判断方法。

说到奶瓶，妈妈们可能有很多疑惑。奶瓶准备几个？要多少毫升的？这个就需要灵活掌握了。我在这里只能告诉大家，奶瓶不需要买太多，应根据宝宝和你家里的情况来定。

关于奶嘴，最早的时候我们用的都是乳胶的，这些乳胶奶嘴的寿命相对短一些，但是软硬度让宝宝觉得是最舒服的。硅胶的奶嘴使用寿命长一些，但是在软硬度上跟乳胶的奶嘴还是有一定差异的。这个大家可以自行选择。

如果奶嘴的开口是"一"字形的，宝宝吃奶时就不太容易。因为宝宝在吮吸奶嘴的时候，"一"字形的开口就会越吸越扁，奶就不容易出来。这时就得把奶嘴调

整方向，让"一"字竖起来，这样吸的时候奶嘴才会打开。

如果奶嘴的开口是"十"字的，开口方向多了，宝宝在吃奶的时候就会容易一些。

如果奶嘴的孔太多，或孔太大的话，宝宝就容易呛奶。

妈妈如果看到宝宝吃奶很费劲儿，或者容易呛奶，一定要仔细观察是哪里出了问题，单纯地换奶嘴不一定能解决问题。大家要了解一下奶嘴的开口都有什么形状，结合宝宝自身的特点，做一个正确的选择。

（3）奶瓶刷

奶瓶用过之后要刷干净，尤其是瓶底的部分，你的手够不到，就要配一个小小的奶瓶刷。用过奶瓶刷后要知道如何保存，用过的奶瓶刷潮湿，要控干，然后用一个罩子把它罩上。如果奶瓶刷潮湿的时候就罩上了，可能会有一些细菌滋生。

（4）消毒奶锅

一个妈妈和我说，她用消毒奶锅给奶瓶消毒，消完毒把奶锅一打开，全是塑料味

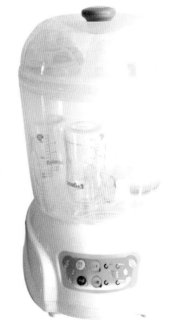

儿，她自己就害怕了。如果你自己都闻到蒸完以后塑料味儿特别浓，那索性就别用了。

不是说消毒奶锅不让用，可以用。现在大家生活条件好了，尤其是现在年轻的爸爸妈妈，工作压力比较大，时间特别宝贵，可以借助这些方便的工具，省力气、省时间，但选择的时候一定要注意保证质量。

我们也可以利用一些家里现有的工具消毒奶瓶，比如用家里的蒸锅蒸，或者煮，水沸腾了把奶瓶放进去煮10分钟，消毒的程度就完全可以了。

我曾经见过一款消毒奶锅是不锈钢的，可以一锅多用，既可以用来消毒奶瓶，也可以给宝宝做辅食，非常方便。所以选择任何一款产品的时候，我都建议大家功能尽量地多样化，这样就不会花冤枉钱。

奶具消毒的要求很高，如果奶具不严格消毒，容易引起宝宝的口腔感染，比如鹅口疮。所以我们应该对奶具定期消毒。现在市场上有奶瓶消毒剂这种产品，我个人建议爸爸妈妈不要经常使用，如果用了消毒剂，一定给它清

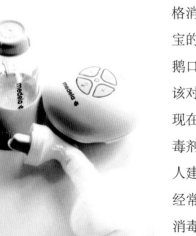

洗干净，不要有残留。

■ ■ 母乳喂养的妈妈用品

上边说了这么多用品都是给宝宝的，那我们的新妈妈需要做怎样的准备呢？

（1）吸奶器

母乳喂养的妈妈会用到吸奶器。市场上有很多吸奶器，有手动的、有电动的，都是模拟婴儿吸奶，对妈妈们的乳房不会有太大的伤害。用手动吸奶器时，用力过猛可能会把乳头吸肿。所以大家可以根据情况来选择。吸奶器对于母乳喂养的妈妈来说是必备的，产假中用不上，以后上班可能就需要了。

（2）温奶器

温奶器也可以买，但是要知道怎么用。有的人把奶瓶放在温奶器里，让它恒温保温，宝宝要吃的时候，拿出来就吃，觉得非常省事。这是错误的。温奶器是给母乳加温用的，不是保温用的。时间太长，母乳容易变质。

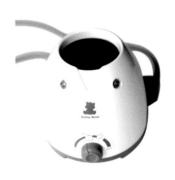

（3）喂奶衫

对于妈妈来说，喂奶的时候穿什么衣服也很重要。市面上已经有一些专门设计的喂奶衫，有需要的妈妈可以关注一下，根据自己的情况进行选择。

宝宝的寝具与家具

宝宝出生以后可能会有自己的小婴儿房，爸爸妈妈会精心地设计宝宝的小房间，为家里添置一些宝宝专属的寝具和家具。关于寝具，我在这里给大家一些建议。

▦ 被褥

宝宝身上盖的小被子、小褥子，我建议大家购买的时候按照季节的变化来

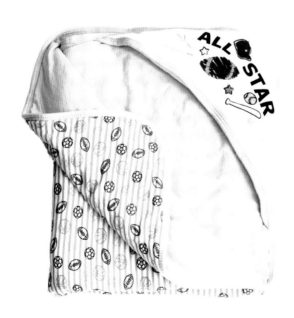

准备。宝宝的棉被、褥子、被单、夹被等，说起来真是挺多的。我们之前提到了一种睡袋，睡袋比较适合小婴儿。大一点儿的宝宝，睡觉开始不踏实，夜里容易蹬踹。冬天的时候，宝宝蹬被子容易着凉，这种情况下可以准备一个睡袋。夏天的时候宝宝特别容易被蚊虫骚扰。蚊虫叮咬是很多妈妈最头疼的事情。在这里我建议大家最好给宝宝准备一个蚊帐，这是最安全的，没有任何化学物质刺激宝宝。有的妈妈觉得蚊帐还得支起来特别麻烦，大家可以根据自己的情况选择蚊帐。如果宝宝还小，妈妈也可以准备一个纱帘，搭在婴儿床上就可以了，不用支上架子。

▦ 枕头

宝宝的枕头是很多爸爸妈妈关心的问题，市场上各种名目的枕头很多，在这里我想告诉大家，新生儿其实不用枕头，3个月以后再尝试给宝宝垫枕头。

为什么这么说呢？因为一个人的脊柱生长受他的生理性弯曲影响。小宝宝第一个形成的生理性弯曲是颈曲，然后是胸曲、腰曲、骶曲，慢慢逐渐形成一系列的弯曲。这个过程跟宝宝的生长发育有很大的关系。

对于小宝宝，最重要的运动就是抬头。在他的头还没有抬得很好的时候，你

就给他一个枕头垫起来，小孩的颈曲过度形成，本来他是该抬头的，但是枕头垫起来之后，他就向前弯曲了，并且过度的弯曲影响他的呼吸。所以新生儿期我建议大家不用给小宝宝枕枕头。

如果你观察宝宝的头仰得很难受，我建议可以给宝宝垫一个小枕巾，就是我们平时用的纯棉枕巾。纯棉的质地有助于吸汗，宝宝最容易出汗的地方就是头部，我们给他垫一个枕巾，一举两得。如果觉得枕巾很矮，可以折一个对折叠起来，放在他的头后边。如果还是不够高，再折一个

对折，最多4层就可以了。

枕巾要经常清洗，避免宝宝出汗把枕巾浸湿了，枕着不舒服。如果枕巾不经常更换，时间长了宝宝就会摇头，因为枕巾刺激他的头皮痒，可是他又不会抓挠，就只能摇来摇去。摇的时间长了，后边的头发就没了，形成了我们俗称的"枕秃"。

3个月以后，宝宝就可以用枕头了。枕头也不要过高，1厘米左右就可以了。太高的枕头容易影响宝宝的呼吸，最高不要超过2厘米。枕头应该是松松的，宝宝的头枕下去，中间可以凹下去一点儿。随

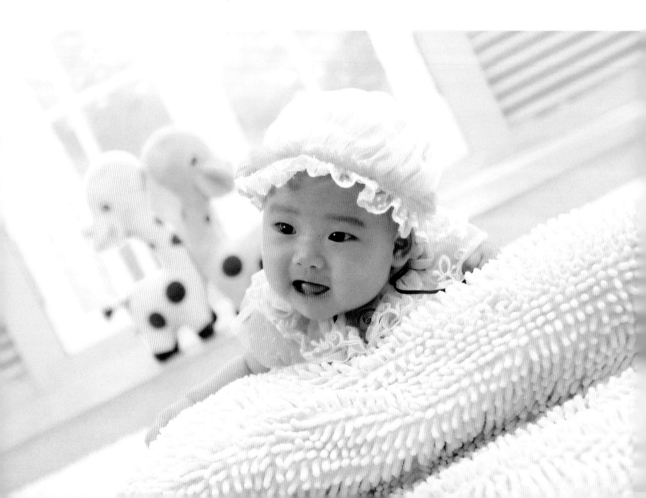

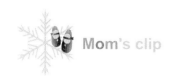
一个妈妈上课的时候和我说，她家宝宝出生以后，因为怕影响宝宝睡眠，也怕压着宝宝，就让宝宝跟妈妈一起睡，爸爸睡在沙发上。等到宝宝大一点儿的时候，爸爸再搬回床上来，睡沙发也挺辛苦的。结果这个宝宝只要爸爸上床他就哭，就是不让爸爸上床睡觉。妈妈跟我说起这个事情的时候也挺头疼的，一边说一边苦笑。所以宝宝最好尽早独立睡眠，养成独立睡眠的习惯。如果家里房间很小，可以选择小一点儿的床。

着宝宝一天天逐渐长大，枕头可以适当地增高一点儿，但是也不要太硬，让他枕的时候中间能够凹下去一点儿。

很多妈妈想给宝宝准备一个定型枕，觉得这种枕头能帮助小孩有一个好的头形。大家在选择定型枕的时候，我建议大家一定要选中间凹下去的枕头，不能影响头的旋转，应该是一个U形枕。如果要让宝宝的头定型，可以多让宝宝侧侧身，向左侧，向右侧，不一定要用枕头来固定住他。因为每个宝宝睡觉的时候都是找自己最舒服的姿势，所以头可能会调整，如果你过度地搬动他，他可能会不舒服。

宝宝的枕头到了3岁之后可以适度地调整。也有的宝宝从来不枕枕头。有的妈妈说自己的宝宝8个月了，根本不枕枕头。我告诉她不用担心，他只要能够踏踏实实地入睡，不影响睡眠就没有关系。

有的妈妈想自己给宝宝做枕头，不知道应该用什么样的枕芯。关于宝宝的枕芯，我想告诉大家，最古老的枕芯就是荞麦皮。有的家里老人说用绿豆枕头可以去火，还有的说用茶叶枕头好，还有蚕丝的枕头。无论用哪种材料，妈妈都要用手去摸一摸，用脸去压一压、贴一贴，看看感觉是不是舒适。因为宝宝的头皮是很娇嫩的，茶叶枕头可能会有一些茶叶梗扎到宝宝的皮肤。蚕丝的枕头我见过，比较柔软，也不是不可以。如果你用五谷杂粮给宝宝做枕头，就要考虑它的颗粒是不是很大。还有夏天时头部容易出汗，里边的粮食会不会发霉，我们都要考虑到。

做枕头掌握的原则依然是安全、舒适。这是我们永恒的原则。

婴儿房

有的宝宝拥有自己的小婴儿房、婴儿床。父母在装修的时候一定要考虑到绿色、

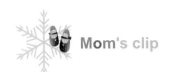
有宝宝和爸爸妈妈睡在一个床上，最后导致窒息死亡的悲剧。我身边也发生过这样的问题，宝宝都八九个月了，妈妈休完产假上班了。结果有一天，医院的同事告诉我，那个宝宝窒息死亡了。我当时觉得这么大的宝宝怎么会呢？就是宝宝和父母睡在一个床上，早上一起来，父母发现找不到宝宝了。宝宝到哪里去了？一看，在脚底下。当宝宝呼吸不畅的时候，他也会挣扎，但是爸爸妈妈太疲劳了，没有注意到，最后就造成了不幸的发生。

环保，要尽量减少有害气体。在选择装修材料的时候，家长一定要亲历亲为去挑选，避免一些潜在污染的产生。

装修的时候要选择专业的装修团队，要千叮咛万嘱咐，这是婴儿的房间，要考虑到安全问题。有条件的家庭可以专门找一家检测单位，找一个仪器放在房间中，机器会显示一些数字，检测房间是否存在安全隐患，比如甲醛含量是否超标等。在选择家具的时候也要注意。

权威专家建议，一个新的装修房间最好3个月以后再入住。此期间要充分地通风，把有害物质降到最低。

小孩的抵御能力差、免疫力低下，因此更容易受到有害物质伤害。有一些病毒存在的层流是低层次的，成年人的身高比较高，接触病毒的机会比较少。宝宝的身高比较矮，接触的机会就多，所以我们要注意到这些细节。

■■ 宝宝的家具

（1）家具选择的原则

宝宝的家具包括小床、小柜子等，选择的原则是材料环保、安全，尽量没有油漆涂料。表面要光滑，摸一摸不能扎手，没有毛刺。木质的家具要看看表面是否有裂纹、裂缝。除了要看家具的质地是否环保，还要看看它的结构是否结实。

婴儿床有一个护栏，这个护栏的高度、栏杆之间的缝隙距离是否合适，家具是不是圆角设计，这些都要考虑。宝宝容易磕着、碰着，圆角的家具能够在一定程度上保护宝宝。家具的螺丝是不是拧紧了？如果给宝宝买的是能够折叠的家具，要看看折叠的部分有没有缝隙。

（2）婴儿床的选择

说到婴儿床，我认为是必备的。有的妈妈跟我说，自己家里空间有限，没有条件放床。这是例外情况。如果稍微有一点儿空间的家庭，我都建议配备一个独立的婴儿床。因为宝宝如果在大人的床上睡觉，容易有安全隐患。

这种事件我身边的人经历过，平时新闻上也可以看到，所以应该引起爸爸妈妈的足够重视，给宝宝一个独立的婴儿床。

我看见过一张图片，大床旁边有一个小挎斗一样的婴儿床，可以随意地放上去，再拿下来。它就在妈妈床边，是很方便的。一个小小的独立的框架挂在床边，方便妈妈随时抱起宝宝喂奶，减少了很多麻烦。在这里我建议培养宝宝独立的睡眠习惯，宝宝还是要有一个自己独立的小床。

有的妈妈问，需不需要给宝宝准备一个摇床。我首先要问妈妈，给宝宝准备摇床的目的是什么？如果你想让宝宝在这种摇床上睡觉，我觉得是一个不好的睡眠方式。我们成人的床是不可摇的，也是不能摇的。假如不摇宝宝就不睡觉，那大人是不是给自己找了很多麻烦呢？如果给宝宝买一个小摇床，在宝宝醒来的时候，让他在里面做亲子游戏，摇一摇，玩一玩，这个是可以的。但不要让宝宝养成摇着睡的习惯，习惯一旦养成，纠正起来就特别难。

■ 宝宝餐桌、餐椅的选择

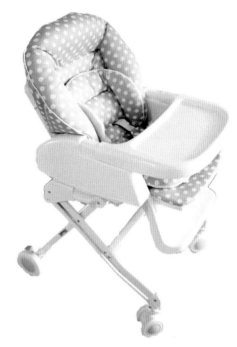

说到宝宝的饮食习惯要如何去培养，就是要定时、定点、定位。定位就是宝宝一坐在这里，就知道要吃饭了。有的人问，是否需要给宝宝买一个固定的餐桌、餐椅，就像在餐馆吃饭的时候，会使用特制的餐椅，四周有扶手，前边有个小桌板，下边有个小栏杆，两只腿一边放一个，也摔不着。这种东西不是不可以买，只是如果家里只有一个宝宝，那这个餐椅的使用率可能比较低。假如家里的兄弟姐妹还有其他的宝宝，可以一代代传下去，也不是不可以。

还有一些餐桌、餐椅是可以分离的，

小桌板可以拆卸下来变成单独的小桌子、小椅子，也是挺好的。大家可以根据需要选择。

这种餐桌、餐椅要注意的就是稳定性。宝宝在上边可能动来动去，妈妈爸爸手里拿着餐具，可能会顾不上宝宝。所以餐桌、餐椅的稳定性就很重要，不要让宝宝翻出去，不要摔倒。

选择餐桌、餐椅主要是为了让宝宝养成一个良好的进食习惯——定时、定点、定位进餐。

卫生用品与婴儿车

宝宝的卫生用品也是品种繁多，选择的时候首先要注意一定要是"婴幼儿专用"的。不要把成人的东西给宝宝用，它里边的成分是不一样的。

■ 布类产品

布类产品包括浴巾、毛巾等。浴巾就是洗澡用的，毛巾有洗头、洗脸、洗小屁股的，不能混用，所以要准备很多块。有时候宝宝的脖子下边要围一个小毛巾。这些我们都要考虑到，所以毛巾要准备得充足一些。

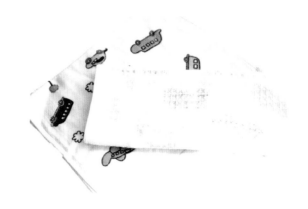

■ 盆池类

盆池类用品有给宝宝洗澡用的盆、洗屁股用的盆、洗脸用的盆等。这些盆的功用不用分得太细，但是选择浴盆的时候也要注意，必须要跟成人分开。这些盆大大小小都有，选的时候不要太大，但是对于澡盆的选择要考虑到宝宝的成长过程，不要选得太小。

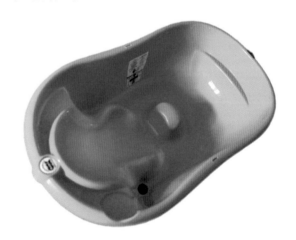

■ 坐便器

还有一个特殊的盆是宝宝的小便盆。因为宝宝到了一定月龄的时候，要培养宝宝的排便习惯，需要一个小的坐便器。我们要考虑宝宝多大开始用，在使用之前该怎样培养宝宝用坐便器的习惯。很多妈妈都会咨询，什么时候开始给宝宝把尿。我建议大家从宝宝两三个月开始把尿。有的妈妈问出了满月可以开始把尿吗，这个时候宝宝比较小，如果妈妈把尿的姿势掌握不好，对宝宝的脊柱发育有不好的影响。有的妈妈不把出尿来誓不罢休，宝宝就总是一个姿势窝着，宝宝不舒服，对于脊柱发育也有影响。所以妈妈在把尿的时候要注意，一是姿势掌握好；二是时间不要太久。时间太久了宝宝都不知道自己要干吗。

两三个月时给宝宝把大小便的目的是减少一次性尿布的使用，避免闷湿的尿布老刺激宝宝的皮肤。

还有就是要知道什么时间给宝宝把大小便。在宝宝睡觉前尝试一下，尿就尿，没有尿就算了。可以尝试在宝宝睡醒后把尿，还可以在吃奶前试一下。吃奶后不要过度地折腾宝宝，否则可能会导致吐奶，但是吃奶前可以把　下。

外出前、回家后，都可以尝试一下把大小便。小孩白天大小便次数可能比较多，夜间妈妈给宝宝把大小便的次数不宜太多，因为这样会影响宝宝的睡眠。随着宝宝月龄的增大，白天醒的时间长了，他

想要大小便，就把一把。比如宝宝突然睡醒觉了，妈妈可以给宝宝把一下。夜间就不要把的次数太多，更不要特意上个闹钟给宝宝把大小便。有时候宝宝特别烦躁，哭啊，打挺，这个时候就不要把了，遵从宝宝的意愿。

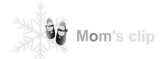
Mom's clip

一个妈妈说自己的宝宝天天跟她对着干，把他大小便时不拉也不尿，一放到床上就拉就尿。这可能是宝宝不喜欢把尿的姿势，或者不习惯，那就不要勉强了。

妈妈要学会观察自己的宝宝，什么时候是要排便了。宝宝在大小便之前是有感觉、有表情的，就看你是否善于观察。如果一个宝宝躺着的时候，你跟他说着话，他突然就不理你了，眼睛发直犯愣。这时候就是宝宝要解大便了，赶紧抱起来把便，宝宝就很配合向下用劲儿。所以说宝宝自己是有感觉的。如果是刚会走路的宝宝，他的动作忽然停止了，什么都不干了，站在那里不动了，就开始向下用力气，这也是要解大便了。

所以宝宝在排便前是有一定反应的，爸爸妈妈要善于观察。你发现了之后不要特别惊讶地叫"宝宝要拉了"，这样可能会吓着他，而是把他抱起来让他排便，这

样更方便一些。

宝宝添加辅食以后，大小便次数可能有变化，要善于摸清宝宝排大小便的规律，估计多长时间要排便了，就适当地去把一把。

当宝宝八九个月的时候，已经可以自己坐得很稳了，能独立坐一段时间了。这个时候就可以让宝宝开始学习使用坐便器，一坐上来就知道这是要开始排便了，不是坐在这儿玩。很多坐便器前边有很多小玩意，比如可爱的小动物装饰，宝宝可能就不知道自己坐在这里是要排大便，所以我不主张大家给宝宝买这样的坐便器。

宝宝坐在坐便器上的时间不要太久，不要看他还没拉出来，就一直让他坐在上边。坐的时间太久，容易导致脱肛的发生。所以我们让宝宝坐两三分钟，哪怕宝宝没有排便，自己起来了，妈妈也顺其自然就可以了。过几分钟，可以再尝试，不要一次坐得太久。这是培养一个习惯的过程，这个过程是需要慢慢来的。

宝宝不开心、不高兴的时候，妈妈就不要勉强他排便，要遵循宝宝的意愿。任何一个习惯的养成，都是需要时间的，需要妈妈有一些耐心。

■■ 洗护用品

因为宝宝要洗澡、洗屁股，要做皮肤的护理，就需要用到婴儿洗护用品。现在市场上婴儿的洗护用品种类也特别多。

洗护产品我建议大家不要着急买。大家参加各种母婴课堂，或者购买一些母婴用品的时候，商家可能会发一些试用装。你拿回家给宝宝试用，看看宝宝对它过不过敏。如果不过敏，就可以继续用。尽管这些产品是婴幼儿专用的，有的宝宝也会过敏。这个时候妈妈就要停止使用，剩下的大人可以自己用。

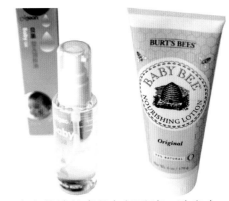

宝宝的洗护产品包括浴液、洗发水、润肤油、润肤露、润肤霜等。润肤霜、润肤油、润肤露，这3种实际上都是护肤品，而不同的肤质适用于不同的产品。润肤露含的水分比较多，其次是润肤霜，含油脂最多的就是润肤油了。妈妈做抚触按摩的时候可以用到润肤油。如果你的宝宝皮肤特别干燥，就选择润肤油。一般来说，宝宝的皮肤水嫩，其实不用护肤品也可以。

还有就是护臀霜，这是每个妈妈都必备的。一般医院都会给你鞣酸软膏，它与护臀膏有一个就行了。

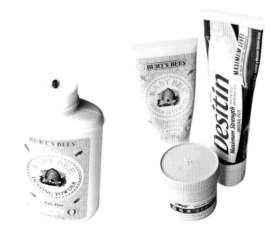

关于爽身粉、爽身露，我想提示大家要注意看里面是否有滑石粉。如果你在用的时候不注意保护，宝宝可能就会吸入口鼻。不要在空气中撒很多很多的粉末，这样长时间地吸入对宝宝的健康是有影响的。有一些啫喱、爽身露含有的成分是木薯粉，这样不会有健康隐患。露状的产品，给宝宝涂上比较干爽，作用跟爽身粉是一样的。爽身粉也不是说不可以用，注意遮挡就行了，不要让宝宝吸入口鼻，也避免一些不必要的浪费。

■ 纸制品

湿巾在选择的时候要注意里边的成分。有一些给宝宝擦小屁股的面巾纸，一定要选软软的，外出的时候我们要把这些湿巾、面巾纸都带好，用起来就很方便。

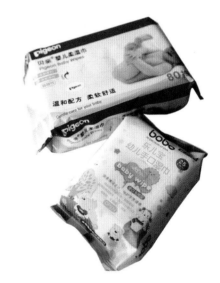

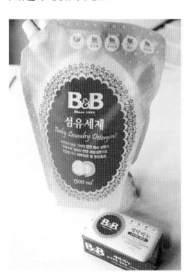

■ 洗涤产品

给宝宝洗小衣服、小床单等，都需要专用的洗涤剂，里边含有的碱性比较少，你把衣服冲漂干净，对宝宝皮肤的刺激就会降低，从而保证宝宝的健康。

■■ 指甲刀

婴儿的小手特别小，如果用成人的指甲刀，剪得深了浅了特别不容易控制。婴幼儿专用的指甲刀也是必备的。

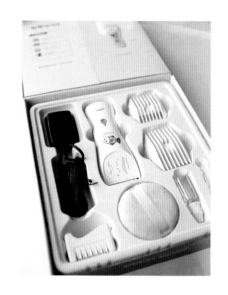

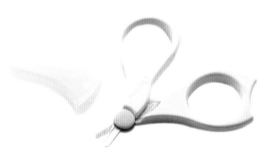

■■ 理发推

理发推都是电动的，要听听它的噪声是不是很大。选择理发推也要根据自己的情况，假如家里是一个男宝宝，理发推用的时间就比较久。如果是个女宝宝，长大一点儿，妈妈可能愿意给她留长头发，理发推就用不上了。现在有很多给小宝宝理发的服务，很方便，所以理发推也不是必备的。

婴儿推车的考虑因素

安全；制动
重量；材质
功能；可调性（高低、方向、角度）
颜色；视觉刺激

■■ 婴儿推车

无论是过去还是现在，婴儿推车都是必备的。我小时候看到的婴儿推车就是竹车，过去的家庭宝宝比较多，一个竹车真是可以用上好久好久。现在可能都见不到了，还是有点怀念那种最原始的车。

我自己生宝宝的时候也买了一辆"车"，因为需要经常带着宝宝出去，如果一路抱着宝宝会很辛苦。我当时买车的时候考虑到的首先是这个车不要太重，自己拿着要比较方便。其次是打开和折叠要比较容易，自己能够操作。我当时主要是自己带宝宝，现在的年轻妈妈可能家里有很多的帮手，而现在的婴儿车的功能也在不断地翻新，选择很多。

婴儿车的重量跟材质有关。如果家里外出是有私家车的，可以不必考虑轻重的问题。如果平时车是需要自己搬运的，那就要选择材质轻一点儿的婴儿车，搬运起来比较方便。

现在婴儿车的功能真是非常多。比如车的高度可以调整，车的方向可以调整，角度可以调整。这样宝宝坐在里边视野更加开阔。现在还有适合双胞胎的车，两个宝宝并排坐着一起，非常方便。

我曾经看过一部电影，大人带着宝宝在外边玩，大人聊天聊得很兴奋，很尽兴，把宝宝忘掉了。不知道谁不小心碰了一下这个车，正好旁边是个斜坡，小童车顺着坡就滑下去了，特别惊险。现在的童车为了避免这种情况，已经带有制动功能了，可以避免很多意外的发生。

在英国还有一个研究是关于婴儿车的朝向。如果婴儿车的朝向不对，小宝宝容易产生焦虑。我看到这篇报道的时候，就上街去观察宝宝们坐在车里是什么状态。

结果发现，宝宝坐在车上，脸一般就是冲前的，跟爸爸妈妈是同向的。你会发现，这个宝宝不一会儿就开始扭动，身体向后转，他干什么呢？我想他是在找自己的父母，因为他有一种不安全感。

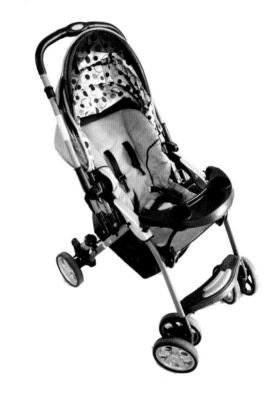

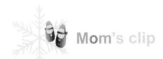 **Mom's clip**

我当时教宝宝走路的时候，给她拦腰围了一条浴巾，让她一点一点向前走。当然，这样大人可能需要夸着腰，会比较辛苦。但是宝宝学走路就是这样一个短暂的过程，一旦学会了，他走得可快了。同时，近距离教宝宝走路，是一种很好的亲子互动，你也能够给宝宝一种安全感。

我的老师曾经给我讲过他小时候在学步车里遇到的一个惊险。当时他的父母很忙碌，就把他放在学步车里了。他在车里走啊走就走到门边上了。当时他家住在一楼，门还没关，他一出门，一下就从一楼那几个台阶上滚下去了。老师说直到现在，他家里人还对这件事记忆犹新。

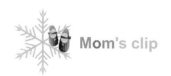 **Mom's clip**

这个研究说，如果婴儿车的朝向不对，可能对婴儿的睡眠产生影响。背向的婴儿车会阻碍大人和宝宝的交流。

我经过街心花园的时候，会看到一些老人在健身，他们会倒着走。如果小孩的推车能够调整方向的话，正向时宝宝视野很好，可以看到周围的人和景物，倒向的话可以看到爸爸妈妈。走一段给宝宝变一个方向，有一个新的视角，宝宝可能会很兴奋，有一种新鲜感。

■■ 学步车

还有一种车叫学步车。顾名思义，就是小孩学走路用的车。这种车逐渐被发现了很多问题，比如到医院做儿童保健体检的时候，看看宝宝该开始学走路了，学到什么程度了？结果发现宝宝用脚尖走路，并且走起来晃晃悠悠不稳当，甚至有要摔倒的感觉。医生就问妈妈，宝宝是不是在学步车里待过。妈妈就说是。我们发现很

多用过学步车的宝宝都会这样，这是一个比较普遍的现象。

学步车给宝宝的成长发育带来了很多的弊端，我们不主张妈妈给宝宝买学步车，或者把他放在学步车里走路。

这种学步车导致的意外伤害不少见，我是不主张大家购买学步车的。如果有人送你，你要知道如何正确使用。

小玩具，大智慧：婴儿玩具的选择

之前我们讲了那么多母婴用品的准备，吃的、穿的、用的我们都买了，接下来我们就讲一讲玩具。

■■ 购买玩具的原则

玩具是宝宝成长中不可缺少的一部分。宝宝一出生，家长就会准备很多不同的玩具，促进视觉、听觉、触觉等各

方面发育。妈妈在买玩具的时候要把握以下几个原则。

第一，对宝宝的视觉发育要有促进作用，所以玩具颜色要鲜艳。

第二，对宝宝的听觉发育要有促进作用，又要考虑保护到宝宝的听力，不要对听力造成损伤。说到对听力造成损伤，如果大人听着都觉得刺耳，宝宝听着也一定不舒服，这样的玩具就不要给宝宝买了。

第三，锻炼宝宝的触觉发育。

视觉、听觉、触觉，是家长购买玩具的时候应考虑到的3个方面，当然还有宝宝的语言发育，总共是4个。器官上涉及耳、眼、手、口，宝宝的学习要靠耳朵和眼睛，通过自己的手和口去感受，去表达出来。宝宝就是通过这些器官把信息传输到自己的大脑里，产生一系列的组合，最终学会各种各样的知识。

接下来我要告诉大家玩具选择上需要考虑的一些因素。

首先，玩具的材料是否安全。

来看看宝宝的自然特征是什么，比如有的宝宝喜欢把东西放在嘴里；有的宝宝把脚举起来用手去抓，甚至把脚放在嘴里；有的宝宝喜欢凑到玩具前去看，左看右看，看个不停。这说明宝宝天生是好奇的，好奇是宝宝最大的特点。如果这些玩具上有一些残留的化学物质，宝宝把玩具放到嘴里，对宝宝的健康就会有影响。因此，我们在买玩具的时候，要考虑到小孩的自然特征，要保护宝宝，避免一些不安全的隐患。

玩具不能有尖锐的角，这可能会扎到宝宝。如果玩具脏了，需要清洗和消毒。需要消毒的玩具是指你带到公共场所的玩具，家里的小玩具用清水洗一洗就可以了。

其次，玩具要适龄，符合宝宝的生长阶段。不能拿一个特别复杂的拼图给特别小的宝宝玩，那肯定是不可以的。

最后，　　之前提到的发声玩具，玩的时候要注意保护宝宝的听力，避免听力损伤。

■ 玩具的摆放

关于玩具的摆放，要提醒爸爸妈妈。

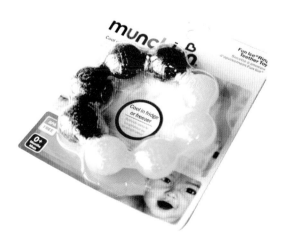

不要把玩具放在一个位置不动，宝宝一旦睡醒了，就会盯着这一个点去看，因为这个点吸引他，他就聚焦在那里。由于婴儿眼睛肌肉的调节能力差，发育是不完善的。如果总盯着一个点，就有可能发生斜视，再调就调不过来的。所以转铃这一类玩具，平时可以放到一边，等宝宝醒了，再把转铃架起来，父母跟他一起玩。

有一个妈妈告诉我，她的宝宝躺在床上，头上方倒是没有玩具，但是房顶上有一个灯总吸引他。这个和玩具是相似的影响，妈妈该怎么办？可以给宝宝的床换换位置，或者灯就不要开了，不要去吸引他。否则宝宝长时间盯着一个点看，就容易出现我们俗语里说的斗鸡眼，既两个眼睛向内集中。

除了要观察宝宝是否盯住某一个点不放，我们还要注意宝宝的视觉距离。小婴儿比较好的视觉距离是20厘米~25厘米，

妈妈来信

席老师：

您好！

我家男宝14个月，总是爱玩手机，藏也藏不住，总是能被他找到。他爸爸有时候用平板电脑玩游戏，他也总爱看。这么小的宝宝是不是不能看电子产品，会不会对他的眼睛不好？该如何保护宝宝的视力呢？

席老师回答：这个答案其实很简单，就是你不要总在宝宝面前摆弄这些电子产品。爸爸在玩平板电脑游戏的时候，宝宝总爱看。因为里边的光、声音，一定会吸引他。宝宝找你要，你不给的时候，宝宝就会生气，一哭一闹，你就没有办法了，只能满足他。久而久之，就惯出了一个不好的习惯。

电子产品对婴幼儿的视觉发育，一定是有不好的影响的。所以不要让宝宝过早地去接触这些东西。远离电子产品，从家长做起，从现在开始就不要在宝宝面前摆弄平板电脑和手机，不要玩游戏。

不要离得太远。有些东西离得远，宝宝看的时候就是模糊的影子。随着他一天天地长大，他的视觉距离会逐渐地拉长。

玩具的种类

（1）牙胶

牙胶的材料是比较安全的、可以入口的。小孩长牙的时候牙龈会不舒服，觉得痒疼，宝宝可能就会烦躁不安，出现很多现象。如何缓解牙龈不适呢？就是用这种牙胶，放在他的手里让他玩一玩，玩着玩着，他可能因为牙龈不适就把牙胶放进嘴里了，牙胶的凸起对宝宝的牙龈还起到一个间接的按摩作用，可以缓解他长牙的不适。

市场上有很多种牙胶，都是用安全材料制成的，比较环保，没有异味。颜色很明亮，可以促进视觉的发育。材质比较有韧性，宝宝咬起来或捏起来都很有弹性，不但可以缓解牙龈的不适，还可以促进触觉的发育。这种玩具过一段时间就要用清水洗一洗，避免不卫生的状况。

（2）益智玩具

在选择益智玩具的时候，要注意它的设计符合多大月龄的宝宝，一定要适龄。妈妈在购买的时候，应从宝宝的几大感觉出发进行选择，如视觉、触觉、味觉、嗅觉、听觉。抓握玩具对宝宝的视觉、触觉、听觉都有帮助。

对于视觉玩具的选择，妈妈首先要了解新生儿视觉的特点。黑白图在新生儿时期对宝宝视觉作用比较大。黑白图的卡不能是密密麻麻的，一定要是比较松散的、空隙较大的。除了棋盘格形状的黑白图，还有一种靶子形状的同心圆黑白图。如果妈妈心灵手巧，可以自己制作一些黑白图卡。

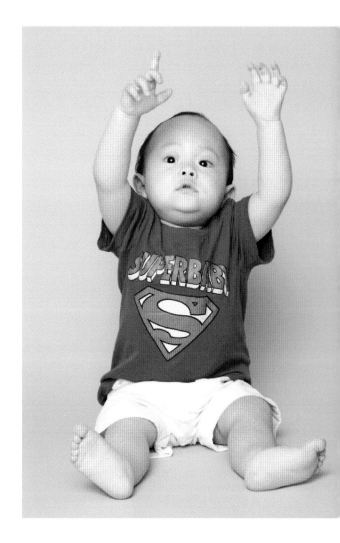

随着宝宝一天天长大，他可能开始会喜欢鲜艳的颜色了。这个时候可以给宝宝看一些鲜艳的图，也可以看彩色的玩具、身边的物品。现在市面上有很多彩色的图卡，印着各种图案，有鲜花、水果、玩具，在给宝宝看的时候，如果身边正好有相应的物品，也可以给宝宝看看。

(3) 书

还有一种重要的玩具，就是书。书有很多种，布的、立体的。有的书是带音乐的，妈妈选择的时候要注意保护宝宝的听力。

(4) CD

除了能发出声响的玩具、书籍，CD也能促进宝宝的听力发育。从小培养宝宝的音乐素养，最好让他听不同音域的声音，对他的生长发育是有帮助的。

最后给大家总结一下几种宝宝必备的玩具。

第一是球，第二是积木，第三是促进视觉发育的一些卡片、颜色鲜艳的玩具、促进听力发育的音乐玩具。

母婴小家电

这一节的最后，我给大家介绍一些母婴用的小家电。现在的妈妈非常忙碌，要兼顾工作和宝宝，很多方便的小家电能帮助大家节省时间，提高效率，避免手忙脚乱。在选择小家电的时候，一定要选择材质安全的，比如不锈钢材质。有一些塑料制品里边可能有塑化剂，会导致宝宝的安全隐患。

宝宝6个月以后要加辅食了，如果自己制作起来感到比较麻烦，可以用食物搅拌器、料理机帮忙。

加湿器对于有的家庭也是有必要的，使用的时候注意清洁，避免里边有一些微生物，导致宝宝疾病的发生。

温、湿度计和电子体温计，也是宝宝必备的。

妈妈带宝宝外出的时候，一些小的辅助工具，可以减轻妈妈的疲劳感。比如抱宝宝的时候，时间长了可能会觉得不舒服。除了童车，我们还可以选择背儿带，把妈妈的手解放出来。在家有时候背着宝宝干活，也很方便。出门在外背在身上，也会觉得轻松一些。

如果坐私家车带宝宝外出，就要给宝宝配备安全座椅。座椅要放在后排，不能放在副驾驶上。为了保证宝宝的安全，这些都是要注意的。

说了这么多母婴用品，以后市场上可能还会推出很多我们没见过的东西。大家在选择的时候只要注意掌握原则，就会给妈妈和宝宝打造一个保护伞，避免很多的问题。

愿妈妈和宝宝都能健康快乐。